伤寒论镜鉴

邹 勇 著

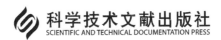

科学技术文献出版社
SCIENTIFIC AND TECHNICAL DOCUMENTATION PRESS
·北京·

图书在版编目（CIP）数据

伤寒论镜鉴 / 邹勇著. —北京：科学技术文献出版社，2020.10（2021.7重印）
ISBN 978-7-5189-6589-2

Ⅰ.①伤…　Ⅱ.①邹…　Ⅲ.①《伤寒论》—研究　Ⅳ.① R222.29

中国版本图书馆 CIP 数据核字（2020）第 047566 号

伤寒论镜鉴

策划编辑：薛士滨　责任编辑：钟志霞　郭　蓉　责任校对：张吲哚　责任出版：张志平

出 版 者　科学技术文献出版社
地　　址　北京市复兴路15号　邮编 100038
编 务 部　（010）58882938，58882087（传真）
发 行 部　（010）58882868，58882870（传真）
邮 购 部　（010）58882873
官 方 网 址　www.stdp.com.cn
发 行 者　科学技术文献出版社发行　全国各地新华书店经销
印 刷 者　北京虎彩文化传播有限公司
版　　次　2020 年 10 月第 1 版　2021 年 7 月第 2 次印刷
开　　本　710×1000　1/16
字　　数　176千
印　　张　11.25
书　　号　ISBN 978-7-5189-6589-2
定　　价　48.00元

前　言

世人皆以《伤寒论》《金匮要略》为仲景原本，作者考证认为桂林古本《伤寒杂病论》为仲景唯一真传原本。虽然王叔和传承仲景学术居功至伟，但瑕疵很多，误导后世千百年。因此，笔者对《伤寒论》《金匮要略方论》二书与桂林古本《伤寒杂病论》作鉴别，以让读者了解《伤寒杂病论》之本原。

《伤寒论》《金匮要略》，王叔和交代得很清楚，为"撰次《伤寒杂病论》"，说明两书为王叔和重新整理编撰而成。撰次《伤寒杂病论》，转抄仲景《伤寒杂病论》的内容，使仲景学术得以流传，王叔和功不可没。但王叔和撰次本错误太多，遗漏很多，改编不少，有些地方添加了王叔和自己的评价和认识，文序编排与原文有许多不同，也有许多地方对后世形成了误导，但条文基本上忠实地转录了仲景的认识，否则也不会对后世产生巨大的影响力。

王叔和撰次《伤寒杂病论》之后，后世医家皆以《伤寒论》《金匮要略》为仲景传世原本，很多是以讹传讹，以讹校讹，各抒己见，传承了残本的《伤寒杂病论》，但仍然推动了中医学的不断发展。

桂林古本《伤寒杂病论》在近代方得以见世，当代学界以其为伪书，大多学者仍以《伤寒论》《金匮要略》为仲景原本，不认为桂林古本《伤寒杂病论》才是仲景唯一真传原本，只在民间备受推崇，无人以其与《伤寒论》《金匮要略》做认真比较。

作者于 2018 年完成了《桂林古本伤寒杂病论解读》，并由人民卫生出版社出版发行。在解读过程中，真正领略了仲景《伤寒杂病论》的学术体系，发现桂林古本更有逻辑性，具有理论系统完整和前后内容融会贯通等特点。桂林古本《伤寒杂病论》十六卷，严谨地表现了其系统性、连续性和无重复性。并如序所言，仲景应用了《内经》《难经》《神农本草经》《阴阳大论》《平脉辨证》理论以完成全书的写作，而且基本没有错误，桂林古本才是仲景《伤寒杂病论》唯一真传原本。

因此，笔者再作《伤寒论镜鉴》《金匮要略镜鉴》，以桂林古本《伤寒杂病论》为原本与王叔和撰次本《伤寒论》《金匮要略》逐条一一对照，帮助读者对原本与王叔和撰次本有明晰的认识。

本书以宋本《伤寒论》与桂林古本《伤寒杂病论》逐条逐字做比较，参考《脉经》，客观评价王叔和的撰次和发挥，还原仲景《伤寒杂病论》十六卷的本原，以守正求源，指导临床应用。

桂林古本《伤寒杂病论》以广西人民出版社，1980 年 7 月第 1 版为底本（简称 80 本），原手抄本为直排，80 本改为横排，药方后的"右×味"，应为"上×味"，出版社为尊重原手抄本而未改。手抄本中的繁体字、异体字，出版社改用简化字，如"内诸药"改为"纳诸药""慄"改为"栗""痱瘰"改为"痱疹""濇桃"改为"涩"等；个别已通用又无简化字的如"鞕""疠""裩"等字未改；药方中泻心汤类中的"泄"字改为"泻""黄蘗"改为"黄柏""桃核"改为"桃仁"，加注部分的"劈"字等未改。书中一些重复的药方按手抄本未删。书中"讝语"作者改为"谵语"。

宋本《伤寒论》目前所存仅有五本，明代赵开美本逼真北宋元祐三年小字本《伤寒论》原貌，现统称赵开美本，本书所选宋本《伤寒论》以钱超尘、郝万山整理，人民卫生出版社，2005年8月第1版，2013年9月第1版第17次印刷本为底本。

《脉经》以中国医药科技出版社，2011年1月第1版，2013年7月第1版第2次印刷本为底本。

以上诸书或经后世转抄，或经系统整理校正，所有文字作者不作改动，均在现有版本的基础上进行对照。

《伤寒论镜鉴》书中目录仍为底本《伤寒论》的原目录，不作改动。《伤寒论》原书小字部分，本书加以括号。

由于作者水平有限，书中错误难免，敬请读者斧正。

邹　勇
于烟台毓璜顶医院

伤寒论序

夫《伤寒论》，盖祖述大圣人之意，诸家莫其伦拟。故晋皇甫谧序《甲乙针经》云："伊尹以元圣之才，撰用《神农本草》以为《汤液》。汉·张仲景论广《汤液》，为十数卷，用之多验。近世太医令王叔和，撰次仲景遗论甚精，皆可施用。"是仲景本伊尹之法，伊尹本神农之经，得不谓祖述大圣人之意乎？张仲景《汉书》无传，见《名医录》云：南阳人，名机，仲景乃其字也。举孝廉，官至长沙太守。始受术于同郡张伯祖，时人言，识用精微过其师。所著论，其言精而奥，其法简而详，非浅闻寡见者所能及。自仲景于今八百余年，惟王叔和能学之。其间如葛洪、陶景、胡洽、徐之才、孙思邈辈，非不才也，但各自名家，而不能修明之。开宝中，节度使高继冲曾编录进上，其文理舛错，未尝考正。历代虽藏之书府，亦阙于雠校，是使治病之流，举天下无或知者。国家诏儒臣校正医书，臣奇续被其选。以为百病之急，无急于伤寒，今先校定张仲景《伤寒论》十卷，总二十二篇，证外合三百九十七法，除复重，定有一百一十二方。今请颁行。太子右赞善大夫臣高保衡、尚书屯田员外郎臣孙奇、尚书司封郎中祕阁校理臣林亿等谨上。

伤寒卒病论集

论曰：余每览越人入虢之诊，望齐侯之色，未尝不慨然叹其才秀也。怪当今居世之士，曾不留神医药，精究方术，上以疗君亲之疾，下以救贫贱之厄，中以保身长全，以养其生，但竞逐荣势，企踵权豪，孜孜汲汲，惟名利是务，崇饰其末，忽弃其本，华其外而悴其内，皮之不存，毛将安附焉？卒然遭邪风之气，婴非常之疾，患及祸至，而方震栗，降志屈节，钦望巫祝，告穷归天，束手受败。赍百年之寿命，持至贵之重器，委付凡医，恣其所措。咄嗟呜呼！厥身已毙，神明消灭，变为异物，幽潜重泉，徒为啼泣。痛夫！举世昏迷，莫能觉悟，不惜其命，若是轻生，彼何荣势之云哉？而进不能爱人知人，退不能爱身知己，遇灾值祸，身居厄地，蒙蒙昧昧，蠢若游魂。哀乎！趋世之士，驰竞浮华，不固根本，忘躯徇物，危若冰谷，至于是也！

余宗族素多，向余二百。建安纪年以来，犹未十稔，其死亡者，三分有二，伤寒十居其七。感往昔之沦丧，伤横夭之莫救，乃勤求古训，博采众方，撰用《素问》《九卷》《八十一难》《阴阳大论》《胎胪药录》并平脉辨证，为《伤寒杂病论》，合十六卷。虽未能尽愈诸病，庶可以见病知源。若能寻余所集，思过半矣。

夫天布五行，以运万类，人禀五常，以有五脏。经络府俞，阴阳会通，玄冥幽微，变化难极。自非才高识妙，岂能探其理致哉！上古有神农、黄帝、岐伯、伯高、雷公、少俞、少师、仲文，中世有长桑、扁鹊，汉有公乘阳庆及仓公，下此以往，未之闻也。

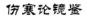

观今之医，不念思求经旨，以演其所知；各承家技，终始顺旧，省疾问病，务在口给；相对斯须，便处汤药；按寸不及尺，握手不及足；人迎趺阳，三部不参；动数发息，不满五十；短期未知决诊，九候曾无仿佛；明堂阙庭，尽不见察，所谓窥管而已。夫欲视死别生，实为难矣！

孔子云：生而知之者上，学则亚之。多闻博识，知之次也。余宿尚方术，请事斯语。

目　录

辨脉法第一

邹鉴：此篇题《辨脉法第一》，桂林古本《伤寒杂病论》原为《平脉法第一》。

桂林古本《伤寒杂病论》，仲景做《平脉法第一》《平脉法第二》。《平脉法第一》以仲景自己的认识为主，结合了《平脉辨证》的内容。《平脉法第二》以摘录《平脉辨证》内容为主，部分理论融合了仲景自己的看法。仲景写作思路条理清晰，逻辑性强，行文流畅。

以《辨脉法第一》与桂林古本《伤寒杂病论》比较，王叔和肆意篡改了仲景写作方法，打乱了仲景原有的顺序，篡改了部分条文，颠倒了个别文字内容，文中所有原则问题的改动，均是王叔和所撰《伤寒论》的失误，而且失去了原文的连续性和逻辑性。

王叔和对仲景学术的推广是居功至伟的，可以说，没有王叔和，就没有仲景学术的广泛传播，但我们更要合理的认识王叔和对仲景学术的发挥和撰编，还原仲景本原。

问曰：脉有阴阳，何谓也？答曰：凡脉大、浮、数、动、滑，此名阳也。脉沉、涩、弱、弦、微，此名阴也。凡阴病见阳脉者生，阳病见阴脉者死。

邹鉴：王叔和重新整理仲景《平脉法第一》《平脉法第二》，打乱了原有的顺序，进行了重新整理。

此文见桂林古本《伤寒杂病论·平脉法第二》。"答曰"原文为"师曰"；"弱"原文为"迟"。桂林古本《伤寒杂病论·平脉法第一》云："阴阻气血，则脉迟。"

问曰：脉有阳结阴结者，何以别之？答曰：其脉浮而数，能食，不大便者，此为实，名曰阳结也，期十七日当剧。其脉沉而迟，不能食，身体重，大便反鞕（音硬下同），名曰阴结也，期十四日当剧。

邹鉴：见桂林古本《伤寒杂病论·平脉法第二》。"答曰"原为"师曰"。

问曰：病有洒淅恶寒，而复发热者何？答曰：阴脉不足，阳往从之，阳脉不足，阴往乘之。曰：何谓阳不足？答曰：假令寸口脉微，名曰阳不足，阴气上入阳中，则洒淅恶寒也。曰：何谓阴不足？答曰：尺脉弱，名曰阴不足，阳气下陷入阴中，则发热也。阳脉浮（一作微），阴脉弱者，则血虚，血虚则筋急也。其脉沉者，荣气微也。其脉浮，而汗出如流珠者，卫气衰也。荣气微者，加烧针，则血留不行，更发热而躁烦也。

邹鉴："何"原文为"何也"；"阴往乘之"原文为"阴往乘之也"。

"答曰"原文为"师曰"；"曰：何谓阳不足？"前增加了"曰"；"曰：何谓阴不足？"前增加了"曰"。"其脉沉者，荣气微也"原文为"其脉涩者，荣气微也"，沉为误，涩正确。《伤寒杂病论·平脉法第一》云："血偏衰者，则脉涩"，桂林古本《伤寒杂病论·平脉法第二》云："涩者荣气不足"。

此论在桂林古本《伤寒杂病论》为《平脉法第一》内容，王叔和打乱了原有的编排顺序。王叔和可能想把阳不足、阴不足与脉有阳结、阴结放在一起比较，但二者不可以比较。阳结、阴结论述的是病证，阳不足、阴不足论述的是寸、尺脉。

脉蔼蔼如车盖者，名曰阳结也（一云秋脉）。脉累累如循长竿者，名曰阴结也（一云夏脉）。脉瞥瞥如羹上肥者，阳气微也。脉萦萦如蜘蛛丝者，阳气衰也（一云阴气）。脉绵绵如泻漆之绝者，亡其血也。

邹鉴：以上应在"问曰：脉有阳结阴结者，何以别之？"条文之下，以说明阳结、阴结等脉象特征。

"阳气衰也"原文为"阴气衰也"，阴气衰与阳气微相对，符合脉萦萦如蜘蛛丝的特点。

脉来缓，时一止复来者，名曰结。脉来数，时一止复来者，名曰促（一作纵）。脉阳盛则促，阴盛则结，此皆病脉。

阴阳相抟，名曰动。阳动则汗出，阴动则发热。形冷恶寒者，此三焦伤也。若数脉见于关上，上下无头尾，如豆大，厥厥动摇者，名曰动也。

邹鉴：见桂林古本《伤寒杂病论·平脉法第二》。"厥厥动摇者"原为"厥厥然动摇者"，抄写之误。然，样子，说明形态。

原文："阴阳相搏名曰动；阳动则汗出，阴动则发热；形冷恶寒者，此三焦伤也。若脉数见于关上，上下无头尾如豆大，厥厥动摇者，名曰动也。脉来缓，时一止复来者，名曰结。脉来数，时一止复来者，名曰促。脉阳盛则促，阴盛则结，此皆病脉。"王叔和颠倒了文序。

阳脉浮大而濡，阴脉浮大而濡，阴脉与阳脉同等者，名曰缓也。

脉浮而紧者，名曰弦也。弦者，状如弓弦，按之不移也。脉紧者，如转索无常也。

邹鉴：此为桂林古本《伤寒杂病论·平脉法第一》内容。桂林古本《伤寒杂病论》原文："脉弦而紧者，名曰革也。弦者状如弓弦，按之不移也。脉紧者如转索无常也。"

"脉浮而紧者，名曰弦也"，桂林古本《伤寒杂病论》无此句，王叔和所加。

脉弦而大，弦则为减，大则为芤，减则为寒，芤则为虚，寒虚相抟，此名为革，妇人则半产漏下，男子则亡血失精。

邹鉴：见桂林古本《伤寒杂病论·平脉法第二》。原文前有"脉弦而紧者，名曰革也"，与此文"寒虚相抟，此名为革"相应。

问曰：病有战而汗出，因得解者，何也？答曰：脉浮而紧，按之反芤，此为本虚，故当战而汗出也。其人本虚，是以发战，以脉浮，故当汗出而解也。若脉浮而数，按之不芤，此人本不虚，若欲自解，但汗出耳，不发战也。

邹鉴：此文原见桂林古本《伤寒杂病论·平脉法第一》。"其人本虚，是以发战，以脉浮"原文为"其人本虚，是以发战，以脉浮紧"。"若脉浮而数"原文为"若脉浮数"；"答曰"原文为"师曰"。

问曰：病有不战而汗出解者，何也？答曰：脉大而浮数，故知不战汗出而解也。

问曰：病有不战不汗出而解者，何也？答曰：其脉自微，此以曾发汗、若吐、若下、若亡血，以内无津液，此阴阳自和，必自愈，故不战不汗出而解也。

问曰：伤寒三日，脉浮数而微，病人身凉和者，何也？答曰：此为欲解也，解以夜半。脉浮而解者，濈然汗出也；脉数而解者，必能食也；脉微而解者，必大汗出也。

邹鉴：以上原为桂林古本《伤寒杂病论·平脉法第一》内容，"答曰"

原文为"师曰","脉浮而解者，濈然汗出也；脉数而解者，必能食也；脉微而解者，必大汗出也"原文为"浮而解者，濈然汗出；数而解者，必能食也；微而解者，必大汗出也"。

问曰：脉病欲知愈未愈者，何以别之？答曰：寸口、关上、尺中三处，大小浮沉迟数同等，虽有寒热不解者，此脉阴阳为和平，虽剧当愈。

邹鉴："答曰"桂林古本《伤寒杂病论》原文为"师曰"。

师曰：立夏得洪（一作浮）大脉，是其本位，其人病身体苦疼重者，须发其汗。若明日身不疼不重者，不须发汗。若汗濈濈自出者，明日便解矣。何以言之？立夏脉洪大，是其时脉，故使然也。四时仿此。

邹鉴：此文原在"问曰：二月得毛浮脉……"文之后，王叔和将此文移于此，失去了原有的连贯性。

问曰：凡病欲知何时得，何时愈。答曰：假令夜半得病者，明日日中愈；日中得病者，夜半愈。何以言之？日中得病夜半愈者，以阳得阴则解也；夜半得病，明日日中愈者，以阴得阳则解也。

邹鉴：桂林古本《伤寒杂病论》原文："凡病欲知何时得，何时愈。"后有"何以知之？"王叔和漏抄；"答曰"原文为"师曰"。

但是，此文原在"问曰：脉病欲知愈未愈者，何以别之……"之前，王叔和移在其后，应该先问"何时得，何时愈"，再问"愈未愈"。

寸口脉浮为在表，沉为在里，数为在腑，迟为在脏。假令脉迟，此为在脏也。

邹鉴：此文原在桂林古本《伤寒杂病论·平脉法第一》。

趺阳脉浮而涩，少阴脉如经者，其病在脾，法当下利。何以知之？若脉浮大者，气实血虚也。今趺阳脉浮而涩，故知脾气不足，胃气虚也。以少阴脉弦而浮（一作沉）。才见，此为调脉，故称如经也。若反滑而数者，故知当屎脓也。（《玉函》作溺）

邹鉴：见桂林古本《伤寒杂病论·平脉法第二》，为《平脉辨证》文。但王叔和把此文移于此处，与上下文没有任何相关性。

寸口脉浮而紧，浮则为风，紧则为寒。风则伤卫，寒则伤荣，荣卫俱病，骨节烦疼，当发其汗也。

邹鉴：此文原在"寸口脉浮为在表，沉为在里，数为在腑，迟为在脏。假令脉迟，此为在脏也"之后。"寸口脉浮而紧"原文为"寸口脉浮紧"。

趺阳脉迟而缓，胃气如经也。趺阳脉浮而数，浮则伤胃，数则动脾，此非本病，医特下之所为也。荣卫内陷，其数先微，脉反但浮，其人必大便鞭，气噫而除。何以言之？本以数脉动脾，其数先微，故知脾气不治，大便鞭，气噫而除。今脉反浮，其数改微，邪气独留，心中则饥，邪热不杀谷，潮热发渴，数脉当迟缓，脉因前后度数如法，病者则饥，数脉不时，则生恶疮也。

邹鉴：见桂林古本《伤寒杂病论·平脉法第二》，为《平脉辨证》文。在"趺阳脉浮而涩，少阴脉如经者……"之前，论胃气如经的趺阳脉象，接着再论少阴脉如经的趺阳脉象，王叔和割裂了其连续性。

"数脉当迟缓，脉因前后度数如法，病者则饥"桂林古本《伤寒杂病论》原文为"数脉当迟缓，病者则饥"，王叔和多出了"脉因前后度数如法"。

师曰：病人脉微而涩者，此为医所病也。大发其汗，又数大下之，其人亡血，病当恶寒，后乃发热，无休止时。夏月盛热，欲著复衣；冬月盛寒，欲裸其身。所以然者，阳微则恶寒，阴弱则发热，此医发其汗，使阳气微，又大下之，令阴气弱。五月之时，阳气在表，胃中虚冷，以阳气内微，不能胜冷，故欲著复衣。十一月之时，阳气在里，胃中烦热，以阴气内弱，不能胜热，故欲裸其身。又阴脉迟涩，故知亡血也。

邹鉴：见桂林古本《伤寒杂病论·平脉法第二》。

脉浮而大，心下反鞭，有热，属脏者，攻之，不令发汗；属腑者，不令溲数，溲数则大便鞭。汗多则热愈，汗少则便难，脉迟尚未可攻。

邹鉴：《伤寒杂病论·平脉法第一》云："寸口脉浮而大，有热，心下反鞭，属脏者攻之，不令发汗；属腑者不令溲数。溲数则大便鞭；汗多则热甚，脉迟者，尚未可攻也。"

可以看出王叔和对仲景原文的篡改和错误。王叔和把仲景"汗多则热甚"改为"汗多则热愈，汗少则便难"，王叔和是错误的，热在胃腑，小便多则消耗津液，使大便变硬，再出汗会使阴津更加不足，里热更实，而不会热愈，这是里热而不是表热，表热可因汗出而解，而里热不会。

脉浮而洪，身汗如油，喘而不休，水浆不下，形体不仁，乍静乍乱，此为命绝也。又未知何脏先受其灾，若汗出发润，喘不休者，此为肺先绝也。阳反独留，形体如烟熏，直视摇头者，此为心绝也。唇吻反青，四肢絷习者，此为肝绝也。环口黧黑，柔汗发黄者，此为脾绝也。溲便遗失，狂言、目反直视者，此为肾绝也。又未知何脏阴阳前绝，若阳气前绝，阴气后竭者，其人死，身色必青；阴气前绝，阳气后竭者，其人死，身色必赤，腋下温，心下热也。

邹鉴：见桂林古本《伤寒杂病论·平脉法第二》。"四肢𥄲习者"原文为"四肢掣习者"；"柔汗发黄者"原文为"油汗发黄者"。

寸口脉浮大，而医反下之，此为大逆。浮则无血，大则为寒，寒气相抟，则为肠鸣。医乃不知，而反饮冷水，令汗大出，水得寒气，冷必相抟，其人即饲（音噎下同）。

邹鉴：桂林古本《伤寒杂病论·平脉法第二》原文云："寸口脉浮而紧，医反下之，此为大逆。浮则无血，紧则为寒，寒气相搏，则为肠鸣；医乃不知，而反饮冷水，令汗不出。水得寒气，冷必相搏，其人即饲。"王叔和将脉浮紧改为脉浮大，《平脉法第一》云："寒则紧弦。""令汗大出"原文为"令汗不出"，"抟"桂林古本《伤寒杂病论》为"搏"。

跌阳脉浮，浮则为虚，浮虚相抟，故令气饲，言胃气虚竭也。脉滑则为哕，此为医咎，责虚取实，守空迫血。脉浮，鼻中燥者，必衄也。

邹鉴：桂林古本《伤寒杂病论》原文："跌阳脉浮，浮则为虚，浮虚相搏，故令气饲，言胃气虚竭也；此为医咎，责虚取实，守空迫血；脉滑则为哕，脉浮鼻中燥者，必衄也。"

诸脉浮数，当发热，而洒淅恶寒，若有痛处，饮食如常者，蓄积有脓也。

邹鉴：见桂林古本《伤寒杂病论·平脉法第二》。

脉浮而迟，面热赤而战惕者，六七日当汗出而解。反发热者，差迟。迟为无阳，不能作汗，其身必痒也。

邹鉴：此文原在桂林古本《伤寒杂病论·平脉法第一》。

寸口脉阴阳俱紧者，法当清邪中于上焦，浊邪中于下焦。清邪中上，名曰洁也；浊邪中下，名曰浑也。阴中于邪，必内栗也。表气微虚，里气不守，故使邪中于阴也。阳中于邪，必发热头痛，项强颈挛，腰痛胫酸，所为阳中雾露之气，故曰清邪中上，浊邪中下。阴气为栗，足膝逆冷，便溺妄出。表气微虚，里气微急，三焦相溷，内外不通。上焦怫（音佛下同）郁，脏气相熏，口烂食断也。中焦不治，胃气上冲，脾气不转，胃中为浊，荣卫不通，血凝不流。若卫气前通者，小便赤黄，与热相抟，因热作使，游于经络，出入脏腑，热气所过，则为痈脓。若阴气前通者，阳气厥微，阴无所使，客气内入，嚏而出之，声嗢（乙骨切）咽塞。寒厥相追，为热所拥，血凝自下，状如豚肝。阴阳俱厥，脾气孤弱，五液注下。下焦不盍（一作阖），清便下重，令便数难，齐筑湫痛，命将难全。

邹鉴：此文原在桂林古本《伤寒杂病论·平脉法第一》。"阴中于邪，必内栗也，表气微虚"原文为"阴中于邪，必内栗也，表气虚微"；"所为阳中雾露之气"原文为"所谓阳中雾露之气"；"口烂食断也"原文为"口烂食断也"；"下焦不盍"原文为"下焦不阖"。

脉阴阳俱紧者，口中气出，唇口干燥，蜷卧足冷，鼻中涕出，舌上胎滑，勿妄治也。到七日以来，其人微发热，手足温者，此为欲解；或到八日以上，反大发热者，此为难治。设使恶寒者，必欲呕也；腹内痛者，必欲利也。

邹鉴：此文原在桂林古本《伤寒杂病论·平脉法第一》。"脉阴阳俱紧者"原文为"寸口脉阴阳俱紧者"；"舌上胎滑"原文为"舌上苔滑"。

脉阴阳俱紧，至于吐利，其脉独不解；紧去入安，此为欲解。若脉迟，至六七日不欲食，此为晚发，水停故也，为未解；食自可者，为欲解。

邹鉴：此文原在桂林古本《伤寒杂病论·平脉法第一》。"脉阴阳俱紧者"原文为"寸口脉阴阳俱紧者"；"紧去入安"原文为"紧去人安"。

病六七日，手足三部脉皆至，大烦而口噤不能言，其人躁扰者，必欲解也。若脉和，其人大烦，目重，睑内际黄者，此欲解也。

邹鉴：此文原在桂林古本《伤寒杂病论·平脉法第一》，回答得是"问曰：伤寒三日，脉浮数而微，病人身凉和者，何也？"的问题。王叔和错误地把此条移到上条之下，割裂了本义。"其人大烦，目重脸内际黄者，此欲解也"原文为"其人不烦，目重睑内际黄者，此欲解也"。

脉浮而数，浮为风，数为虚，风为热，虚为寒，风虚相抟，则洒淅恶寒也。

邹鉴：桂林古本《伤寒杂病论》原文为："寸口脉浮而数，浮为风，数为热，风为虚，虚为寒，风虚相搏，则洒淅恶寒也。"

脉浮而滑，浮为阳，滑为实，阳实相抟，其脉数疾，卫气失度。浮滑之脉数疾，发热汗出者，此为不治。

邹鉴：见桂林古本《伤寒杂病论·平脉法第二》。"此为不治"原文为"不治"；"脉浮而滑"原文为"趺阳脉浮而滑"；"浮滑之脉数疾"原文为"浮滑之脉变为数疾"。

伤寒欬逆上气，其脉散者死，谓其形损故也。

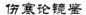

邹鉴：此条不见于桂林古本《伤寒杂病论》，见《脉经·卷七·热病阴阳交并少阴厥逆阴阳竭尽生死证第十八》，考虑为王叔和所加。

平脉法第二

邹鉴：此篇题《平脉法第二》，与桂林古本《伤寒杂病论》一致。通过桂林古本《伤寒杂病论》中的《平脉法第一》《平脉法第二》，可以解释《伤寒杂病论》文中的各种病机，可谓是打开《伤寒杂病论》的钥匙。但是经王叔和重新编撰之后，使原有的作用和价值明显减弱。

问曰：脉有三部，阴阳相乘，荣卫血气，在人体躬。呼吸出入，上下于中，因息游布，津液流通。随时动作，效象形容，春弦秋浮，冬沉夏洪。察色观脉，大小不同，一时之间，变无经常。尺寸参差，或短或长，上下乖错，或存或亡。病辄改易，进退低昂，心迷意惑，动失纪纲。愿为具陈，令得分明。师曰：子之所问，道之根源。脉有三部，尺寸及关，荣卫流行，不失衡铨。肾沉心洪，肺浮肝弦，此自经常，不失铢分。出入升降，漏刻周旋，水下百刻，一周循环。当复寸口，虚实见焉。变化相乘，阴阳相干。风则浮虚，寒则牢坚，沉潜水滀，支饮急弦。动则为痛，数则热烦，设有不应，知变所缘。三部不同，病各异端，太过可怪，不及亦然。邪不空见，终必有奸，审察表里，三焦别焉。知其所舍，消息诊看，料度腑脏，独见若神。为子条纪，传与贤人。

邹鉴：见桂林古本《伤寒杂病论·平脉法第一》。此条王叔和在《脉经·卷五·张仲景论脉第一》作了引用，证明此论为仲景原创，王叔和作为晋太医令，可以掌握当时各种医籍，其在《脉经》中保留了张仲景、扁鹊、华佗等古代医家脉法，以及《素问》《针经》《四时经》《医律》等医学理论。对于新撰内容和引用内容也有说明，如《脉经·卷三·肝胆部第一》云："上新撰。（并出《素问》诸经。昔人撰集，或混杂相涉，烦而难了，今抄事要分别五脏各为一部。）"可以看出王叔和撰述还是比较严谨的。王叔和对张仲景是极为推崇的，其编撰《伤寒论》《金匮要略》，在《脉经》多处标注应用张仲景，如《脉经·卷三·肝胆部第一》后注："上《素问》《针经》、张仲景"，并在《脉经·卷七》重新编撰后注明："治伤寒病形证所宜进退，晋·王叔和集《仲景评脉要论》"。

师曰：呼吸者，脉之头也。初持脉，来疾去迟，此出疾入迟，名曰内虚外实也。初持脉，来迟去疾，此出迟入疾，名曰内实外虚也。

邹鉴：此文见桂林古本《伤寒杂病论·平脉法第一》，为仲景原文。王叔和《脉经·平虚实第十》云："外痛内快为外实内虚，内痛外快为内实外虚。"

问曰：上工望而知之，中工问而知之，下工脉而知之，愿闻其说。

邹鉴：桂林古本《伤寒杂病论·平脉法第一》云："问曰：上工望而知之，中工问而知之，下工脉而知之，愿闻其说。师曰：夫色合脉，色主形外，脉主应内；其色露藏，亦有内外；察色之妙，明堂阙庭；察色之法，大指推之；察明堂推而下之，察阙庭推而上之；五色应五脏，如肝色青，脾色黄，肺色白，心色赤，肾色黑，显然易晓；色之生死，在思用精，心迷意惑，难与为言。"

仲景在桂林古本《伤寒杂病论·平脉法第一》首先论述了常见脉象特点、诊脉方法、脏象脉、人迎跌阳脉、六气脉象之后，在此后的篇幅全部论述"上工望而知之，中工问而知之，下工脉而知之"的方法，以及色、声、脉象特点，而王叔和断章取义，只撷取了仲景几个特殊案例加以阐释。

师曰：病家人请云，病人苦发热，身体疼，病人自卧，师到诊其脉，沉而迟者，知其差也。何以知之？若表有病者，脉当浮大，今脉反沉迟，故知愈也。假令病人云腹内卒痛，病人自坐，师到脉之，浮而大者，知其差也。何以知之？若里有病者，脉当沉而细，今脉浮大，故知愈也。

邹鉴：见桂林古本《伤寒杂病论·平脉法第一》。"今脉反沉迟"原文无"脉"字；"假令病人云腹内卒痛，病人自坐，师到脉之，浮而大者，知其差也。何以知之？"原文无"何以知之？"；"脉当沉而细"原文为"脉当沉细"。

师曰：病家人来请云，病人发热烦极。明日师到，病人向壁卧，此热已去也。设令脉不和，处言已愈。设令向壁卧，闻师到，不惊起而盼视，若三言三止，脉之咽唾者，此诈病也。设令脉自和，处言此病大重，当须服吐下药，针灸数十百处乃愈。

邹鉴：见桂林古本《伤寒杂病论·平脉法第一》。"不惊起而盼视"原文为"不惊起而盼视"。

师持脉，病人欠者，无病也。脉之呻者，病也。言迟者，风也。摇头言者，里痛也。行迟者，表强也。坐而伏者，短气也。坐而下一脚者，腰痛也。里实护腹，如怀卵物者，心痛也。

邹鉴：见桂林古本《伤寒杂病论·平脉法第一》。"师持脉，病人欠者"原文为"师曰：持脉，病人欠者"。

师曰：伏气之病，以意候之。今月之内，欲有伏气，假令旧有伏气，当须脉之。若脉微弱者，当喉中痛似伤，非喉痹也。病人云：实咽中痛。虽尔，今复欲下利。

邹鉴：见桂林古本《伤寒杂病论·平脉法第一》。"欲有伏气"原文为"欲知伏气"。

问曰：人恐怖者，其脉何状？师曰：脉形如循丝累累然，其面白脱色也。

问曰：人不饮，其脉何类？师曰：脉自涩，唇口干燥也。

问曰：人愧者，其脉何类？师曰：脉浮而面色乍白乍赤。

邹鉴：见桂林古本《伤寒杂病论·平脉法第二》，考虑为《平脉辨证》内容。

问曰：经说脉有三菽六菽重者，何谓也？师曰：脉人以指按之，如三菽之重者，肺气也；如六菽之重者，心气也；如九菽之重者，脾气也；如十二菽之重者，肝气也；按之至骨者，肾气也。（菽者，小豆也）假令下利，寸口、关上、尺中，悉不见脉，然尺中时一小见，脉再举头（一云按投）者，肾气也。若见损脉来至，为难治。（肾为脾所胜，脾胜不应时）

邹鉴：见桂林古本《伤寒杂病论·平脉法第一》。仲景在篇前论述诊脉方法，王叔和没有按照仲景文序。

问曰：脉有相乘，有纵有横，有逆有顺，何谓也？师曰：水行乘火，金行乘木，名曰纵；火行乘水，木行乘金，名曰横；水行乘金，火行乘木，名曰逆；金行乘水，木行乘火，名曰顺也。

邹鉴：见桂林古本《伤寒杂病论·平脉法第二》，考虑为《平脉辨证》内容。

问曰：脉有残贼，何谓也？师曰：脉有弦、紧、浮、滑、沉、涩，此六脉名曰残贼，能为诸脉作病也。

邹鉴：见桂林古本《伤寒杂病论·平脉法第二》，考虑为《平脉辨证》内容。

问曰：脉有灾怪，何谓也？师曰：假令人病，脉得太阳，与形证相应，因为作汤，比还送汤，如食顷，病人乃大吐，若下利，腹中痛。师曰：我前来不见此证，今乃变异，是名灾怪。又问曰：何缘作此吐利？答曰：或有旧时服药，今乃发作，故为灾怪耳。

邹鉴：见桂林古本《伤寒杂病论·平脉法第一》。

问曰：东方肝脉，其形何似？师曰：肝者，木也，名厥阴，其脉微弦，濡弱而长，是肝脉也。肝病自得濡弱者，愈也。假令得纯弦脉者，死。何以知之？以其脉如弦直，此是肝脏伤，故知死也。

南方心脉，其形何似？师曰：心者，火也，名少阴，其脉洪大而长，是心脉也。心病自得洪大者，愈也。假令脉来微去大，故名反，病在里也。脉来头小本大，故名覆，病在表也。上微头小者，则汗出。下微本大者，则为关格不通，不得尿。头无汗者，可治，有汗者死。

西方肺脉，其形何似？师曰：肺者，金也，名太阴，其脉毛浮也。肺病自得此脉，若得缓迟者，皆愈。若得数者则剧。何以知之？数者，南方火，火克西方金，法当痈肿，为难治也。

邹鉴：见桂林古本《伤寒杂病论·平脉法第一》。"脉来头小本大，故名覆"原文为"脉来头小本大，故名复"；"南方火"原文为"南方火也"。王叔和遗漏北方肾脉，原文："北方肾脉，其形何似？师曰：肾者水也，其脉沉而石，肾病自得此脉者，愈；若得实大者，则剧；何以知之？实大者，长夏土王，土克北方水，水脏立涸也。"

可见桂林古本《伤寒杂病论》的完整性、系统性，而王叔和撰《伤寒论》错漏很多。

问曰：二月得毛浮脉，何以处言至秋当死？师曰：二月之时，脉当濡弱，反得毛浮者，故知至秋死。二月肝用事，肝属木，脉应濡弱，反得毛浮脉者，是肺脉也。肺属金，金来克木，故知至秋死。他皆仿此。

邹鉴：见桂林古本《伤寒杂病论·平脉法第一》，王叔和遗漏了立夏得洪大脉。原文："师曰：立夏得洪大脉是其本位，其人病身体苦疼重者，须发其汗；若明日身不疼不重者，不须发汗；若汗濈濈自出者，明日便解矣；何以言之？立夏脉洪大是其时脉，故使然也。四时仿此。"

师曰：脉肥人责浮，瘦人责沉。肥人当沉，今反浮，瘦人当浮，今反沉，故责之。

邹鉴：见桂林古本《伤寒杂病论·平脉法第一》。

师曰：寸脉下不至关，为阳绝；尺脉上不至关，为阴绝，此皆不治，决死也。若计其余命生死之期，期以月节克之也。

邹鉴：见桂林古本《伤寒杂病论·平脉法第一》。

师曰：脉病人不病，名曰行尸，以无旺气，卒眩仆不识人者，短命则死。人病脉不病，名曰内虚，以无谷神，虽困无苦。

邹鉴：见桂林古本《伤寒杂病论·平脉法第一》，"以无谷神"原文为"以少谷神"。

问曰：翕奄沉，名曰滑，何谓也？师曰：沉为纯阴，翕为正阳，阴阳和合，故令脉滑，关尺自平。阳明脉微沉，食饮自可。少阴脉微滑，滑者，紧之浮名也，此为阴实，其人必股内汗出，阴下湿也。

邹鉴：见桂林古本《伤寒杂病论·平脉法第二》。"阳明脉微沉，食饮自可"原文为"跌阳脉微沉，食饮自平"。

问曰：曾为人所难，紧脉从何而来？师曰：假令亡汗，若吐，以肺里寒，故令脉紧也。假令欬者，坐饮冷水，故令脉紧也。假令下利，以胃虚冷，故令脉紧也。

邹鉴：此论桂林古本《伤寒杂病论》无，《脉经·辨灾怪恐怖杂脉第十二》云："问曰：尝为人所难，紧脉何所从而来？师曰：假令亡汗，若吐，肺中寒，故令紧；假令咳者，坐饮冷水，故令紧；假令下利者，以胃中虚冷，故令紧也。"考虑为王叔和所加。

寸口卫气盛，名曰高（高者，暴狂而肥）。荣气盛，名曰章（章者，暴泽而光）。高章相抟，名曰纲（纲者，身筋急，脉强直故也）。卫气弱，名曰惵（惵者，心中气动迫怯）。荣气弱，名曰卑（卑者，心中常自羞愧）。惵卑相抟，名曰损（损者，五脏六腑俱乏气虚惙故也）。卫气和，名曰缓（缓者，四肢不能自收）。荣气和，名曰迟（迟者，身体俱重，但欲眠也）。缓迟相抟，名曰沉（沉者，腰中直，腹内急痛，但欲卧，不欲行）。

邹鉴：见桂林古本《伤寒杂病论·平脉法第一》。"高章相抟"原文为"高章相搏"，"缓迟相抟"原文为"缓迟相搏"。

寸口脉缓而迟，缓则阳气长，其色鲜，其颜光，其声商，毛发长。迟则阴气盛，骨髓生，血满，肌肉紧薄鲜鞕，阴阳相抱，营卫俱行，刚柔相得，名曰强也。

邹鉴：见桂林古本《伤寒杂病论·平脉法第一》。"营"原文为"荣"。

跌阳脉滑而紧，滑者胃气实，紧者脾气强。持实击强，痛还自伤，以手把刃，坐作疮也。

邹鉴：见桂林古本《伤寒杂病论·平脉法第二》。

寸口脉浮而大，浮为虚，大为实，在尺为关，在寸为格，关则不得小便，格则吐逆。

邹鉴：见桂林古本《伤寒杂病论·平脉法第二》。

趺阳脉伏而涩，伏则吐逆，水谷不化，涩则食不得入，名曰关格。

邹鉴：见桂林古本《伤寒杂病论·平脉法第二》。

王叔和以关格归类以上两条。而《平脉法第二》为《平脉辨证》内容，对关格的认识与《内经》不同。

《平脉法第二》将寸口脉与趺阳脉分别论述，王叔和则混为一谈，以下皆是。

脉浮而大，浮为风虚，大为气强，风气相抟，必成隐疹，身体为痒。痒者，名泄风，久久为痂癞。（眉少发稀，身有干疮而腥臭也）

邹鉴：见桂林古本《伤寒杂病论·平脉法第二》。"风气相抟"原文为"风气相搏"。

寸口脉弱而迟，弱者卫气微，迟者荣中寒。荣为血，血寒则发热。卫为气，气微者心内饥，饥而虚满，不能食也。

邹鉴：见桂林古本《伤寒杂病论·平脉法第二》。

趺阳脉大而紧者，当即下利，为难治。

邹鉴：见桂林古本《伤寒杂病论·平脉法第二》。

寸口脉弱而缓，弱者阳气不足，缓者胃气有余，噫而吞酸，食卒不下，气填于膈上也。（一作下）

邹鉴：见桂林古本《伤寒杂病论·平脉法第二》。

趺阳脉紧而浮，浮为气，紧为寒，浮为腹满，紧为绞痛，浮紧相抟，肠鸣而转，转即气动，膈气乃下，少阴脉不出，其阴肿大而虚也。

邹鉴：见桂林古本《伤寒杂病论·平脉法第二》。"浮紧相抟"原文为"浮紧相搏"。

寸口脉微而涩，微者卫气不行，涩者荣气不逮，荣卫不能相将，三焦无所仰，身体痹不仁。荣气不足，则烦疼口难言。卫气虚者，则恶寒数欠。三焦不归其部，上焦不归者，噫而酢吞；中焦不归者，不能消谷引食；下焦不归者，则遗溲。

邹鉴：见桂林古本《伤寒杂病论·平脉法第二》。"荣卫不能相将"原文为"荣卫不能相持"。

趺阳脉沉而数，沉为实，数消谷，紧者病难治。

邹鉴：见桂林古本《伤寒杂病论·平脉法第二》。

寸口脉微而涩，微者卫气衰，涩者荣气不足。卫气衰，面色黄，荣气不足，面色青。荣为根，卫为叶，荣卫俱微，则根叶枯槁而寒栗、咳逆、唾腥、吐涎沫也。

邹鉴：见桂林古本《伤寒杂病论·平脉法第二》。"卫气衰，面色黄，荣气不足，面色青"原文为"卫气衰则面色黄，荣气不足则面色青"；"欬逆"原文为"咳逆"。

趺阳脉浮而芤，浮者卫气虚，芤者荣气伤，其身体瘦，肌肉甲错，浮芤相抟，宗气微衰，四属断绝。（四属者，谓皮、肉、脂、髓。俱竭，宗气则衰矣）

邹鉴：见桂林古本《伤寒杂病论·平脉法第二》。"浮芤相抟，宗气微衰，四属断绝"原文为"浮芤相搏，宗气衰微，四属断绝也"。

寸口脉微而缓，微者卫气疏，疏则其肤空；缓者胃气实，实则谷消而水化也。谷入于胃，脉道乃行，水入于经，其血乃成。荣盛则其肤必疏，三焦绝经，名曰血崩。

邹鉴：见桂林古本《伤寒杂病论·平脉法第二》。"缓者胃气实"原文为"缓者卫气实"，仲景云："气血和者，则脉缓。"（《平脉法第一》）

趺阳脉微而紧，紧则为寒，微则为虚，微紧相抟，则为短气。

邹鉴：见桂林古本《伤寒杂病论·平脉法第二》，"微紧相抟"原文为"微紧相搏"。

少阴脉弱而涩，弱者微烦，涩者厥逆。

趺阳脉不出，脾不上下，身冷肤鞕。

少阴脉不至，肾气微，少精血，奔气促迫，上入胸膈，宗气反聚，血结心下，阳气退下，热归阴股，与阴相动，令身不仁，此为尸厥，当刺期门、巨阙。（宗气者，三焦归气也，有名无形，气之神使也。下荣玉茎，故宗筋聚缩之也）

邹鉴：以上三条见桂林古本《伤寒杂病论·平脉法第二》。

寸口脉微，尺脉紧，其人虚损多汗，知阴常在，绝不见阳也。

邹鉴：见桂林古本《伤寒杂病论·平脉法第二》。

寸口诸微亡阳，诸濡亡血，诸弱发热，诸紧为寒。诸乘寒者，则为厥，郁冒不仁，以胃无谷气，脾涩不通，口急不能言，战而栗也。

邹鉴：见桂林古本《伤寒杂病论·平脉法第二》。

问曰：濡弱何以反适十一头？师曰：五脏六腑相乘，故令十一。

邹鉴：见桂林古本《伤寒杂病论·平脉法第二》。

问曰：何以知乘腑？何以知乘脏？师曰：诸阳浮数为乘腑。诸阴迟涩为乘脏也。

邹鉴：此条不见于桂林古本《伤寒杂病论》，可能为王叔和所加。

伤寒例第三

邹鉴：王叔和摘引了仲景《伤寒例》部分内容，删除了例方，遗漏了六气主客。

四时八节二十四气七十二候决病法：

立春正月节斗指艮　　雨水正月中指寅

惊蛰二月节指甲　　　春分二月中指卯

清明三月节指乙　　　谷雨三月中指辰

立夏四月节指巽　　　小满四月中指巳

芒种五月节指丙　　　夏至五月中指午

小暑六月节指丁　　　大暑六月中指未

立秋七月节指坤　　　处暑七月中指申

白露八月节指庚　　　秋分八月中指酉

寒露九月节指辛　　　霜降九月中指戌

立冬十月节指乾　　　小雪十月中指亥

大雪十一月节指壬　　冬至十一月中指子

小寒十二月节指癸　　大寒十二月中指丑

（二十四气，节有十二，中气有十二，五日为一候，气亦同，合有七十二候，决病生死。此须洞解之也）

邹鉴：见桂林古本《伤寒杂病论·伤寒例第四》，除了第一句"立春正月节斗指艮"，其余各句"中""节"之后皆漏"斗"字。原文为：

四时八节二十四气七十二候决病法：

立春正月节斗指艮　　雨水正月中斗指寅

惊蛰二月节斗指甲　　春分二月中斗指卯

清明三月节斗指乙　　谷雨三月中斗指辰

立夏四月节斗指巽　　　小满四月中斗指巳

芒种五月节斗指丙　　　夏至五月中斗指午

小暑六月节斗指丁　　　大暑六月中斗指未

立秋七月节斗指坤　　　处暑七月中斗指申

白露八月节斗指庚　　　秋分八月中斗指酉

寒露九月节斗指辛　　　霜降九月中斗指戌

立冬十月节斗指乾　　　小雪十月中斗指亥

大雪十一月节斗指壬　　　冬至十一月中斗指子

小寒十二月节斗指癸　　　大寒十二月中斗指丑

（二十四气，节有十二，中气有十二，五日为一候，气亦同，合有七十二候，决病生死。此须洞解之也）

《阴阳大论》云："春气温和，夏气暑热，秋气清凉，冬气冰列，此则四时正气之序也。冬时严寒，万类深藏，君子固密，则不伤于寒，触冒之者，乃名伤寒耳。其伤于四时之气，皆能为病，以伤寒为毒者，以其最成杀厉之气也。中而即病者，名曰伤寒。不即病者，寒毒藏于肌肤，至春变为温病，至夏变为暑病。暑病者，热极重于温也。是以辛苦之人，春夏多温热者，皆由冬时触寒所致，非时行之气也。凡时行者，春时应暖而反大寒，夏时应热而反大凉，秋时应凉而反大热，冬时应寒而反大温，此非其时而有其气。是以一岁之中，长幼之病多相似者，此则时行之气也。夫欲候知四时正气为病及时行疫气之法，皆当按斗历占之。九月霜降节后宜渐寒，向冬大寒，至正月雨水节后宜解也。所以谓之雨水者，以冰雪解而为雨水故也。至惊蛰二月节后，气渐和暖，向夏大热，至秋便凉。从霜降以后至春分以前，凡有触冒霜露，体中寒即病者，谓之伤寒也。九月十月，寒气尚微，为病则轻。十一月十二月，寒冽已严，为病则重。正月二月，寒渐将解，为病亦轻。此以冬时不调，适有伤寒之人，即为病也。其冬有非节之暖者，名为冬温。冬温之毒，与伤寒大异。冬温复有先后，更相重沓，亦有轻重，为治不同，证如后章。从立春节后，其中无暴大寒，又不冰雪，而有人壮热为病者，此属春时阳气发于冬时伏寒，变为温病。从春分以后至秋分节前，天有暴寒者，皆为时行寒疫也。三月四月，或有暴寒，其时阳气尚弱，为寒所折，病热犹轻。五月六月，阳气已盛，为寒所折，病热则重。七月八月，阳气已衰，为寒所折，病热亦微，其病与温及暑病相似，但治有殊耳。十五日得一气，于四时之中，一时有六气，四六名为二十四气。然气候亦有应至仍不至，或有未应至而至者，或有至而太过者，皆成病气也。但天地动静，阴阳鼓击者，各正一气耳。是以彼春之暖，为夏之暑，彼秋之忿，为冬之怒。是故冬至之后，一阳爻升，一阴爻降也；夏至之后，一阳气下，一阴气上也。斯则冬夏二至，阴阳合也；春秋二分，阴阳离也。阴阳交易，人变病焉。此君子春夏养阳，秋冬养阴，顺天地之刚柔也。小人触冒，必婴暴疹。须知毒烈之气，留在何经，而发何病，详而取之。是以春伤于风，夏必飧泄；夏伤于暑，秋必病疟；秋伤于湿，冬必咳嗽；冬伤于寒，春必病温。此必然之道，可不审明之。伤寒之病，逐日浅深，以施方治。今世人伤寒，或始不早治，或治不对病，或日数久淹，困乃告医，医人又不依次第而治之，则不中病，皆宜临时消息制方，无不效也。今搜采仲景旧论，录其证候诊脉声色对病真方有神验者，拟防世急也。"

邹鉴：见桂林古本《伤寒杂病论·伤寒例第四》。"君子固密"原文为"君子周密"。"以伤寒为毒者，以其最成杀厉之气也"原文为"以伤寒为病者，以其最盛杀厉之气也"。"不即病者，寒毒藏于肌肤"原文为"不即病，寒毒藏于肌肤"。"是以辛苦之人，春夏多温热病者"原文为"是以辛苦之人，春夏多温热者"。"其病与温及暑病相似，但治有殊耳"原文为"其病与温相似"。

论中提及"冬温复有先后，更相重沓，亦有轻重，为治不同，证如后章"，说明《温病脉证并治》为仲景所作无疑，则进一步说明六气病脉证并治亦为仲景所作。

"今搜采仲景旧论，录其证候诊脉声色对病真方有神验者，拟防世急也。"原文无，为王叔和对其写作方法和目的的交代。

又土地温凉，高下不同；物性刚柔，飧居亦异。是故黄帝兴四方之问，岐伯举四治之能，以训后贤，开其未悟者。临病之工，宜须两审也。

邹鉴：见桂林古本《伤寒杂病论·伤寒例第四》。"飧居亦异"原文为"飧居亦异"；"开其未悟者"原文为"开其未悟"。

凡伤于寒，则为病热，热虽甚，不死。若两感于寒而病者，必死。

邹鉴：见桂林古本《伤寒杂病论·伤寒例第四》。"凡伤于寒，则为病热"原文为"凡伤于寒，传经则为病热"。"若两感于寒而病者，必死"原文为"若两感于寒而病者，多死"。

尺寸俱浮者，太阳受病也，当一二日发。以其脉上连风府，故头项痛，腰脊强。

尺寸俱长者，阳明受病也，当二三日发。以其脉夹鼻络于目，故身热目疼鼻干，不得卧。

尺寸俱弦者，少阳受病也，当三四日发。以其脉循胁络于耳，故胸胁痛而耳聋。此三经皆受病，未入于府者，可汗而已。

邹鉴：以上三条，见桂林古本《伤寒杂病论·伤寒例第四》。"故身热目疼鼻干"原文为"故身热汗出目痛鼻干"。"此三经皆受病，未入于府者，可汗而已"原文为"此三经皆受病，未入于府者，皆可汗而已"。

尺寸俱沉细者，太阴受病也，当四五日发。以其脉布胃中，络于嗌，故腹满而嗌干。

尺寸俱沉者，少阴受病也，当五六日发。以其脉贯肾络于肺，系舌本，故口燥舌干而渴。

尺寸俱微缓者，厥阴受病也，当六七日发。以其脉循阴器络于肝，故烦满而囊缩。此三经皆受病，已入于腑，可下而已。

邹鉴：以上三条，见桂林古本《伤寒杂病论·伤寒例第四》。"尺寸俱沉细者，太阴受病也"原文为"尺寸俱沉濡者，太阴受病也"。"尺寸俱沉者，少阴受病也"原文为"尺寸俱沉细者，少阴受病也"。"尺寸俱微缓者，厥阴受病也"原文为"尺寸俱弦微者，厥阴受病也"。"此三经皆受病，已入于腑，可下而已"原文为"此三经受病，已入于腑，皆可下而已"。

若两感于寒者，一日太阳受之，即与少阴俱病，则头痛口干，烦满而渴。

邹鉴：见桂林古本《伤寒杂病论·伤寒例第四》。此条与原文比较，缺如了脉象和方药。原文："若两感于寒者，一日太阳受之，即与少阴俱病，则头痛、口干、烦满而渴，脉时浮时沉，时数时细，大青龙汤加附子主之。"

二日阳明受之，即与太阴俱病，则腹满，身热，不欲食，谵（之廉切，又女监切，下同）语。

邹鉴：见桂林古本《伤寒杂病论·伤寒例第四》。与原文比较，缺如了脉象和方药。原文："二日阳明受之，即与太阴俱病，则腹满，身热，不欲食，谵语，脉时高时卑，时强时弱，宜大黄石膏茯苓白术枳实甘草汤。"

三日少阳受之，即与厥阴俱病，则耳聋，囊缩而厥，水浆不入。

邹鉴：见桂林古本《伤寒杂病论·伤寒例第四》。与原文比较，缺如了脉象和方药。原文："三日少阳受之，即与厥阴俱病，则耳聋，囊缩而厥，水浆不入，脉乍弦乍急，乍细乍散，宜当归附子汤主之。"

不知人者，六日死。若三阴三阳五脏六腑皆受病，则荣卫不行，脏腑不通，则死矣。

邹鉴：见桂林古本《伤寒杂病论·伤寒例第四》。原文："以上皆传经变病，多不可治，不知人者，六日死；若三阴、三阳、五脏、六腑皆受病，则荣卫不行，脏腑不通而死矣。所谓两感于寒不免于死者，其在斯乎！其在斯乎！"

其不两感于寒，更不传经，不加异气者，至七日太阳病衰，头痛少愈也。八日阳明病衰，身热少歇也。九日少阳病衰，耳聋微闻也。十日太阴病衰，腹减如故，则思饮食。十一日少阴病衰，渴止舌干，已而嚏也。十二日厥阴病衰，囊纵，少腹微下，大气皆去，病人精神爽慧也。若过十三日以上不间，寸尺陷者，大危。若更感异气，变为它病者，当依后坏病证而治之。若脉阴阳俱盛，重感于寒者，变成温疟。阳脉浮滑，阴脉濡弱者，更遇于风，变为风温。阳脉洪数，阴脉实大者，更遇温热，变为温毒，温毒为病最重也。阳脉濡弱，阴脉弦紧者，更遇温气，变为温疫（一本作疟）。以此冬伤于寒，发为温病，脉之变证，方治如说。

邹鉴：见桂林古本《伤寒杂病论·伤寒例第四》。原文："若不加异气者，至七日太阳病衰，头痛少愈也；八日阳明病衰，身热少歇也；九日少阳病衰，耳聋微闻也；十日太阴病衰，腹减如故，则思饮食；十一日少阴病衰，渴止，舌干，已而嚏；十二日厥阴病衰，囊纵，少腹微下，大气皆去，病人精神爽也。若过十三日以上，不间，尺寸陷者，大危；若更感异气，变为他病者，当依坏病证法而治之。若脉阴阳俱盛，重感于寒者，变成温疟。阳脉浮滑，阴脉濡弱，更伤于风者，变为风温。阳脉洪数，阴脉实大，更遇温热者，变为温毒。温毒，病之最重者也。阳脉濡弱，阴脉弦紧，更遇温气者，变为温疫。以此冬伤于寒，发为温病，脉之变证，方治如说。"

凡人有疾，不时即治，隐忍冀差，以成痼疾。小儿女子，益以滋甚。时气不和，便当早言。寻其邪由，及在腠理，以时治之，罕有不愈者。患人忍之，数日乃说，邪气入脏，则难可制。此为家有患，备虑之要。凡作汤药，不可避晨夜，觉病须臾，即宜便治，不等早晚，则易愈矣。如或差迟，病即传变，虽欲除治，必难为力。服药不如方法，纵意违师，不须治之。

邹鉴：见桂林古本《伤寒杂病论·伤寒例第四》。"不可避晨夜"原文为"不可避晨夕"。"此为家有患，备虑之要"原文无，考虑为王叔和所加。

凡伤寒之病，多从风寒得之。始表中风寒，入里则不消矣，未有温覆而当不消散者。不在证治，拟欲攻之，犹当先解表，乃可下之。若表已解，而内不消，非大满，犹生寒热，则病不除。若表已解，而内不消，大满大实坚有燥屎，自可除下之，虽四五日，不能为祸也。若不宜下，而便攻之，内虚热入，协热遂利，烦躁诸变，不可胜数，轻者困笃，重者必死矣。

邹鉴：见桂林古本《伤寒杂病论·伤寒例第四》。原文："凡伤寒之病，多从风寒得之，始表中风寒，入里则不消矣，未有温覆当而不消散者。不在证治，拟欲攻之，犹当先解表，乃可下之；若表未解，而纳不消，必非大满，犹有寒热，则不可下；若表已解，而纳不消，大满，大实，腹坚，中有燥屎，自可下之；虽四五日，数下之，不能为祸也。若不宜下，而便攻之，则内虚热入，协热遂利，烦躁诸变，不可胜数，轻者困笃，重者必死矣。"

夫阳盛阴虚，汗之则死，下之则愈。阳虚阴盛，汗之则愈，下之则死。夫如是，则神丹安可以误发，甘遂何可以妄攻？虚盛之治，相背千里，吉凶之机，应若影响，岂容易哉！况桂枝下咽，阳盛即毙；承气入胃，阴盛以亡。死生之要，在乎须臾，视身之尽，不暇计日，此阴阳虚实之交错，其候至微，发汗吐下之相反，其祸至速。而医术浅狭，懵然不知病源，为治乃误，使病者殒没，自谓其分。至令冤魂塞于冥路，死尸盈于旷野，仁者鉴此，岂不痛欤！

邹鉴：见桂林古本《伤寒杂病论·伤寒例第四》。"夫如是"原文为"如是"。"使病者殒没"原文为"使病者殒殁"。

凡两感病俱作，治有先后。发表攻里，本自不同，而执迷用意者，乃云神丹甘遂合而饮之，且解其表，又除其里。言巧似是，其理实违。夫智者之举错也，常审以慎；愚者之动作也，必果而速。安危之变，岂可诡哉。世上之士，但务彼翕习之荣，而莫见此倾危之败。惟明者居然能护其本，近取诸身，夫何远之有焉？

邹鉴：见桂林古本《伤寒杂病论·伤寒例第四》。

凡发汗温暖汤药，其方虽言日三服，若病剧不解，当促其间，可半日中尽三服。若与病相阻，即便有所觉。重病者，一日一夜当晬时观之。如服一剂，病证犹在，故当复作本汤服之。至有不肯汗出，服三剂乃解。若汗不出者，死病也。

邹鉴：见桂林古本《伤寒杂病论·伤寒例第四》。"至有不肯汗出"原文为"至有不能汗出"。

凡得时气病，至五六日，而渴欲饮水，饮不能多，不当与也。何者？以腹中热尚少，不能消之，便更与人作病也。至七八日，大渴欲饮水者，犹当依证而与之。与之常令不足，勿极意也，言能饮一斗，与五升。若饮而腹满，小便不利，若喘若哕，不可与之也。忽然大汗出，是为自愈也。

邹鉴：见桂林古本《伤寒杂病论·伤寒例第四》。

凡得病，反能饮水，此为欲愈之病。其不晓病者，但闻病饮水自愈，小渴者乃强与饮之，因其成祸，不可复数也。

邹鉴：见桂林古本《伤寒杂病论·伤寒例第四》。"但闻病饮水自愈"原文为"但闻病欲饮水者自愈"。"因其成祸，不可复数也"原文为"因成其祸，不可复救也"。

凡得病，厥脉动数，服汤药更迟，脉浮大减小，初躁后静，此皆愈证也。

邹鉴：见桂林古本《伤寒杂病论·伤寒例第四》。"服汤药更迟"原文为"服汤更迟"。

凡治温病，可刺五十九穴。又身之穴，三百六十有五，其三十穴，灸之有害，七十九穴，刺之为灾，并中髓也。

邹鉴：见桂林古本《伤寒杂病论·伤寒例第四》。

脉四损，三日死。平人四息，病人脉一至，名曰四损。

脉五损，一日死。平人五息，病人脉一至，名曰五损。

脉六损，一时死。平人六息，病人脉一至，名曰六损。

邹鉴：见桂林古本《伤寒杂病论·伤寒例第四》。"平人四息"原文为"平人一息"；"平人五息"原文为"平人二息"；"平人六息"原文为"平人三息"。王叔和不但抄写错误，而且遗漏了"四损，经气绝；五损，腑气绝；六损，脏气绝。真气不行于经，曰经气绝；不行于腑，曰腑气绝；不行于脏，曰脏气绝；经气绝，则四肢不举；腑气绝，则不省人事；脏气绝，则一身尽冷"等内容。

脉盛身寒，得之伤寒；脉虚身热，得之伤暑。脉阴阳俱盛，大汗出不解者死。脉阴阳俱虚，热不止者死。脉至乍数乍疏者死。脉至如转索，其日死。谵言妄语，身微热，脉浮大，手足温者生；逆冷，脉沉细者，不过一日死矣。此以前是伤寒热病证候也。

邹鉴：见桂林古本《伤寒杂病论·伤寒例第四》。"大汗出不解者死"原文为"大汗出，下之不解者死"。"脉至如转索，其日死"原文为"脉至如转索，按之不易者其日死"。此文之下原文许多内容尽被删漏。

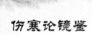

辨痉湿暍脉证第四

痉音炽，又作痓，巨郢切，下同

邹鉴：《伤寒杂病论》十六卷没有本篇内容，为王叔和从论中内容摘编而单独成篇，与《金匮要略·痉湿暍病脉证第二》基本重复且缺漏甚多。

伤寒所致太阳病痉湿暍，此三种宜应别论，以为与伤寒相似，故此见之。

邹鉴：此条桂林古本《伤寒杂病论》无，考虑为王叔和所加。

太阳病，发热无汗，反恶寒者，名曰刚痉。

邹鉴：见桂林古本《伤寒杂病论·辨痉阴阳易差后病脉证并治》。"反恶寒者，名曰刚痉"原文为"而恶寒者，若脉沉迟，名刚痉"，王叔和抄漏了脉象。

太阳病，发热汗出，而不恶寒（《病源》云恶寒），名曰柔痉。

邹鉴：见桂林古本《伤寒杂病论·辨痉阴阳易差后病脉证并治》。原文："太阳病，发热，汗出，不恶寒者，若脉浮数，名柔痉。"王叔和抄漏了脉象。

太阳病，发热，脉沉而细者，名曰痉。

邹鉴：见桂林古本《伤寒杂病论·辨痉阴阳易差后病脉证并治》。原文："太阳病，发热，脉沉而细者，名曰痉，为难治"，王叔和遗漏了"为难治"。

太阳病，发汗太多，因致痉。

邹鉴：见桂林古本《伤寒杂病论·辨痉阴阳易差后病脉证并治》。

病身热足寒，颈项强急，恶寒，时头热面赤，目脉赤，独头面摇，卒口噤，背反张者，痉病也。

邹鉴：见桂林古本《伤寒杂病论·辨痉阴阳易差后劳复病脉证并治》。"目脉赤"原文为"目赤"；"独头面摇"原文为"独头动摇"。

太阳病，关节疼痛而烦，脉沉而细（一作缓）者，此名湿痹（一云中湿）湿痹之候，其人小便不利，大便反快，但当利其小便。湿家之为病，一身尽痛，发热，身色如似熏黄。湿家其人但头汗出，背强，欲得被覆向火，若下之早则哕。胸满，小便不利，舌上如胎者，以丹田有热，胸中有寒，渴欲得水，而不能饮，口燥烦也。

邹鉴：见桂林古本《伤寒杂病论·湿病脉证并治第九》。"身色如似熏黄"原文为"身色如熏黄"；"舌上如胎者"原文为"舌上滑苔者"。

湿家下之，额上汗出，微喘，小便利（一云不利）者死，若下利不止者亦死。

邹鉴：见桂林古本《伤寒杂病论·湿病脉证并治第九》。"小便利（一云不利）者死"原文为"小便利者死"。

问曰：风湿相抟，一身尽疼痛，法当汗出而解。值天阴雨不止，医云此可发汗，汗之病不愈者，何也？答曰：发其汗，汗大出者，但风气去，湿气在，是故不愈也。若治风湿者，发其汗，但微微似欲出汗者，风湿俱去也。

邹鉴：见桂林古本《伤寒杂病论·湿病脉证并治第九》。"风湿相抟"原文为"风湿相搏"；"一身尽疼痛"原文为"一身尽疼"；"答曰"原文为"师曰"。

湿家病，身上疼痛，发热，面黄而喘，头痛鼻塞而烦，其脉大，自能饮食，腹中和无病，病在头中寒湿，故鼻塞，内药鼻中则愈。

邹鉴：见桂林古本《伤寒杂病论·湿病脉证并治第九》。原文后附鼻塞方，王叔和缺漏。

病者一身尽疼，发热，日晡所剧者，此名风湿。此病伤于汗出当风，或久伤取冷所致也。

邹鉴：见桂林古本《伤寒杂病论·湿病脉证并治第九》。原文"可与麻黄杏仁薏苡甘草汤"，王叔和缺漏。

太阳中热者，暍是也。其人汗出恶寒，身热而渴也。

邹鉴：见桂林古本《伤寒杂病论·伤暑病脉证并治第七》。原文以"白虎加人参汤主之"，王叔和缺漏。

太阳中暍者，身热疼重，而脉微弱，此以夏月伤冷水，水行皮中所致也。

邹鉴：见桂林古本《伤寒杂病论·伤暑病脉证并治第七》。原文："太阳中暍，身热，疼重，而脉微弱者，以夏月伤冷水，水行皮中所致也，猪苓加人参汤主之；一物瓜蒂汤亦主之。"可见王叔和的改动与缺漏。

太阳中暍者，发热，恶寒，身重而疼痛，其脉弦细芤迟，小便已，洒洒然毛耸，手足逆冷，小有劳，身即热，口开，前板齿燥。若发汗，则恶寒甚；加温针，则发热甚；数下之，则淋甚。

邹鉴：见桂林古本《伤寒杂病论·伤暑病脉证并治第七》。原文有"白虎加桂枝人参芍药汤主之"，王叔和缺漏。

辨太阳病脉证并治上第五

合一十六法，方一十四首

太阳之为病，脉浮，头项强痛而恶寒。

太阳病，发热，汗出，恶风，脉缓者，名为中风。

太阳病，或已发热，或未发热，必恶寒，体痛，呕逆，脉阴阳俱紧者，名为伤寒。

邹鉴：以上三条，见桂林古本《伤寒杂病论·卷第六·辨太阳病脉证并治上》。

伤寒一日，太阳受之，脉若静者，为不传；颇欲吐，若躁烦，脉数急者，为传也。

邹鉴：见桂林古本《伤寒杂病论·卷第六·辨太阳病脉证并治上》。"为传也"原文为"此为传也"。

伤寒二三日，阳明、少阳证不见者，为不传也。

邹鉴：见桂林古本《伤寒杂病论·卷第六·辨太阳病脉证并治上》。

太阳病，发热而渴，不恶寒者，为温病。若发汗已，身灼热者，名风温。风温为病，脉阴阳俱浮，自汗出，身重，多眠睡，鼻息必鼾，语言难出。若被下者，小便不利，直视失溲，若被火者，微发黄色，剧则如惊痫，时瘛疭，若火熏之。一逆尚引日，再逆促命期。

病有发热恶寒者，发于阳也；无热恶寒者，发于阴也。发于阳，七日愈；发于阴，六日愈。以阳数七，阴数六故也。

太阳病，头痛至七日以上自愈者，以行其经尽故也。若欲作再经者，针足阳明，使经不传则愈。

太阳病，欲解时，从巳至未上。

风家，表解而不了了者，十二日愈。

邹鉴：以上数条，见桂林古本《伤寒杂病论·卷六·辨太阳病脉证并治上》。

病人身太热，反欲得衣者，热在皮肤，寒在骨髓也。身大寒反不欲近衣者，寒在皮肤，热在骨髓也。

邹鉴：见桂林古本《伤寒杂病论·卷第六·辨太阳病脉证并治上》。"身大寒"原文"病人身大寒"。

太阳中风，阳浮而阴弱。阳浮者，热自发，阴弱者，汗自出。啬啬恶寒，淅淅恶风，翕翕发热，鼻鸣干呕者，桂枝汤主之。方一。

桂枝（三两，去皮）　芍药（三两）　甘草（二两，炙）　生姜（三两，切）大枣（十二枚，擘）

上五味，㕮咀三味。以水七升，微火煮取三升，去滓，适寒温，服一升。服已须臾，啜热稀粥一升余，以助药力。温覆令一时许，遍身漐漐微似有汗者益佳，不可令如水流漓，病必不除。若一服汗出病差，停后服，不必尽剂。若不汗，更服依前法。又不汗，后服小促其间，半日许，令三服尽。若病重者，一日一夜服，周时观之。服一剂尽，病证犹在者，更作服。若汗不出，乃服至二三剂。禁生冷、黏滑、肉面、五辛、酒酪、臭恶等物。

邹鉴：见桂林古本《伤寒杂病论·卷第六·辨太阳病脉证并治上》。方一，原文无，为王叔和所加，以下同。"大枣（十二枚，擘）"原文为"大枣十二枚（劈）"。

太阳病，头痛，发热，汗出，恶风，桂枝汤主之。方二。（用前第一方）

邹鉴：见桂林古本《伤寒杂病论·卷第六·辨太阳病脉证并治上》。方二，原文无，原文为"方见前"。方一、方二相同，仲景没有将一方作二，王叔和所为。

太阳病，项背强几几，反汗出恶风者，桂枝加葛根汤主之。方三。

葛根（四两）　麻黄（三两，去节）　芍药（二两）　生姜（三两，切）甘草（二两，炙）　大枣（十二枚，擘）　桂枝（二两，去皮）

上七味，以水一斗，先煮麻黄、葛根，减二升，去上沫，内诸药，煮取三升，去滓。温服一升，覆取微似汗，不须啜粥，余如桂枝法将息及禁忌。（臣亿等谨按，仲景本论，太阳中风自汗用桂枝，伤寒无汗用麻黄，今证云汗出恶风，而方中有麻黄，恐非本意也。第三卷有葛根汤证，云无汗，恶风，正与此方同，是合用麻黄也。此云桂枝加葛根汤，恐是桂枝中但加葛根耳）

邹鉴：见桂林古本《伤寒杂病论·卷第六·辨太阳病脉证并治上》。"反汗出恶风者"原文为"及汗出恶风者"。葛根汤原文六味，没有麻黄，麻黄为王叔和所加。太阳经受风，汗出恶风，没有寒证，用麻黄不合理；而且方名为"桂枝加葛根汤"，桂枝汤中没有麻黄。"大枣（十二枚，擘）"

原文为"大枣十二枚（劈）"。

太阳病，下之后，其气上冲者，可与桂枝汤。方用前法。若不上冲者，不得与之。四。

太阳病三日，已发汗，若吐、若下、若温针，仍不解者，此为坏病，桂枝不中与之也。观其脉证，知犯何逆，随证治之。

邹鉴：见桂林古本《伤寒杂病论·卷第六·辨太阳病脉证并治上》。"桂枝不中与之也"原文为"桂枝汤不可与也"。

桂枝本为解肌，若其人脉浮紧，发热汗不出者，不可与之也。常须识此，勿令误也。五。

邹鉴：见桂林古本《伤寒杂病论·卷第六·辨太阳病脉证并治上》。"桂枝"原文为"桂枝汤"；"不可与之也"原文为"不可与也"；"五"原文无。

若酒客病，不可与桂枝汤，得之则呕，以酒客不喜甘故也。

邹鉴：见桂林古本《伤寒杂病论·卷第六·辨太阳病脉证并治上》。"不可与桂枝汤"原文为"不可与之桂枝汤"；"得汤则呕"原文为"得之必呕"。

喘家，作桂枝汤加厚朴杏子，佳。六。

邹鉴：见桂林古本《伤寒杂病论·卷第六·辨太阳病脉证并治上》。"加厚朴杏子佳"原文为"加厚朴杏子与之佳"；"六"原文无。

凡服桂枝汤吐者，其后必吐脓血也。

邹鉴：见桂林古本《伤寒杂病论·卷第六·辨太阳病脉证并治上》。

太阳病，发汗，遂漏不止，其人恶风，小便难，四肢微急，难以屈伸者，桂枝加附子汤主之。方七。

桂枝（三两，去皮）　芍药（三两）　甘草（三两，炙）　生姜（三两，切）　大枣（十二枚，擘）　附子（一枚，炮，去皮，破八片）

上六味，以水七升，煮取三升，去滓，温服一升。本云桂枝汤，今加附子。将息如前法。

邹鉴：见桂林古本《伤寒杂病论·卷第六·辨太阳病脉证并治上》。"温服一升"后，原文接"日三服"，王叔和漏抄。"本云桂枝汤，今加附子"不是仲景所言，原文无。"甘草三两"原文为"甘草二两"。"大枣（十二枚，擘）"原文为"大枣十二枚（劈）"。

太阳病，下之后，脉促胸满者，桂枝去芍药汤主之。方八。（促，一作纵）

桂枝（三两，去皮）　甘草（二两，炙）　生姜（三两，切）　大枣（十二枚，擘）

上四味，以水七升，煮取三升，去滓，温服一升。本云，桂枝汤今去芍药。将息如前法。

邹鉴：见桂林古本《伤寒杂病论·卷第六·辨太阳病脉证并治上》。"大枣（十二枚，擘）"原文为"大枣十二枚（劈）"。"上四味，以水七升，煮取三升，去滓，温服一升。本云，桂枝汤今去芍药。将息如前法"原文为"右四味，以水七升，煮取三升，去滓，温服一升，日三服。将息如桂枝汤法"。

若微寒者，桂枝去芍药加附子汤主之。方九。

桂枝（三两，去皮）　甘草（二两，炙）　生姜（三两，切）　大枣（十二枚，擘）　附子（一枚，炮，去皮，破八片）

上五味，以水七升，煮取三升，去滓，温服一升。本云，桂枝汤今去芍药，加附子。将息如前法。

邹鉴：见桂林古本《伤寒杂病论·卷第六·辨太阳病脉证并治上》。"若微寒"，原文为"太阳病，下之后，其人恶寒者"。"桂枝（三两，去皮）"原文为"桂枝三两"。"大枣（十二枚，擘）"原文为"大枣十二枚（劈）"。"温服一升。本云，桂枝汤今去芍药，加附子。将息如前法"原文为"温服一升，日三服，将息如桂枝汤法"。

太阳病，得之八九日，如疟状，发热恶寒，热多寒少，其人不呕，清便欲自可，一日二三度发。脉微缓者，为欲愈也；脉微而恶寒者，此阴阳俱虚，不可更发汗、更下、更吐也；面色反有热色者，未欲解也，以其不能得小汗出，身必痒，宜桂枝麻黄各半汤。方十。

桂枝（一两十六铢，去皮）　芍药　生姜（切）　甘草（炙）　麻黄（各一两，去节）　大枣（四枚，擘）　杏仁（二十四枚，汤浸，去皮尖及两仁者）

上七味，以水五升，先煮麻黄一二沸，去上沫，内诸药，煮取一升八合，去滓，温服六合。本云，桂枝汤三合，麻黄汤三合，并为六合，顿服。将息如上法。（臣亿等谨按：桂枝汤方，桂枝、芍药、生姜各三两，甘草二两，大枣十二枚。麻黄汤方，麻黄三两，桂枝二两，甘草一两，杏仁七十个。今以算法约之，二汤各取三分之一，即得桂枝一两十六铢，芍药、生姜、甘草各一两，大枣四枚，杏仁二十三个零三分枚之一，收之得二十四个，合方。详此方乃三分之一，非各半也。宜云合半汤）

邹鉴：见桂林古本《伤寒杂病论·卷第六·辨太阳病脉证并治上》。

"脉微而恶寒者"原文为"脉微而恶寒"。"不可更发汗、更下、更吐也"原文为"不可更发汗、更吐下也"。"上七味，以水五升，先煮麻黄一二沸，去上沫，内诸药，煮取一升八合，去滓，温服六合"原文为"桂枝麻黄各半汤方（麻黄汤见后卷），即桂枝汤三合，麻黄汤三合，并为六合，顿服之，将息如桂枝汤法"。

"本云桂枝汤三合，麻黄汤三合，并为六合，顿服"，一句"本云"，可知"上七味，以水五升，先煮麻黄一二沸，去上沫，内诸药，煮取一升八合，去滓，温服六合"为王叔和所加。

太阳病，初服桂枝汤，反烦不解者，先刺风池、风府，却与桂枝汤则愈。十一。（用前第一方）

邹鉴：见桂林古本《伤寒杂病论·卷第六·辨太阳病脉证并治上》。"却与桂枝汤则愈。十一。（用前第一方）"原文为"却与桂枝汤"。

服桂枝汤，大汗出，脉洪大者，与桂枝汤，如前法。若形如疟，一日再发者，汗出必解，宜桂枝二麻黄一汤。方十二。

桂枝（一两十七铢，去皮）　芍药（一两六铢）　麻黄（十六铢，去节）　生姜（一两六铢，切）　杏仁（十六个，去皮尖）　甘草（一两二铢，炙）　大枣（五枚，擘）

上七味，以水五升，先煮麻黄一二沸，去上沫，内诸药，煮取二升，去滓，温服一升，日再服。本云，桂枝汤二分，麻黄汤一分，合为二升，分再服。今合为一方。将息如前法。（臣亿等谨按：桂枝汤方，桂枝、芍药、生姜各三两，甘草二两，大枣十二枚。麻黄汤方，麻黄三两，桂枝二两，甘草一两，杏仁七十个。今以算法约之，桂枝汤取十二分之五，即得桂枝、芍药、生姜各一两六铢，甘草二十铢，大枣五枚。麻黄汤取九分之二，即得麻黄十六铢，桂枝十铢三分铢之二，收之得十一铢，甘草五铢三分铢之一，收之得六铢，杏仁十五个九分枚之四，收之得十六个。二汤所取相合，即共得桂枝一两十七铢，麻黄十六铢，生姜、芍药各一两六铢，甘草一两二铢，大枣五枚，杏仁十六个，合方）

邹鉴：见桂林古本《伤寒杂病论·卷第六·辨太阳病脉证并治上》。"服桂枝汤"，原文为"太阳病，服桂枝汤后"。"与桂枝汤如前法"原文为"与白虎汤"。"汗出必解"原文无，考虑为王叔和所加。

原文："太阳病，服桂枝汤后，大汗出，脉洪大者，与白虎汤；若形如疟，一日再发者，宜桂枝二麻黄一汤。白虎汤方：知母六两，石膏一斤（碎，棉裹），甘草二两（炙），粳米六合。右四味，以水一斗，煮米熟汤成，去滓，温服一升，日三服。桂枝二麻黄一汤方：即桂枝汤二升，麻黄汤一升，合为三升，每服一升，日三服，将息如桂枝汤法。"

服桂枝汤，大汗出后，大烦渴不解，脉洪大者，白虎加人参汤主之。方十三。

知母（六两）　石膏（一斤，碎，绵裹）　甘草（炙，二两）　粳米（六合）人参（三两）

上五味，以水一斗，煮米熟汤成，去滓，温服一升，日三服。

邹鉴：见桂林古本《伤寒杂病论·卷第六·辨太阳病脉证并治上》。"服桂枝汤，大汗出后，大烦，渴不解"原文为"太阳病，服桂枝汤后，大汗出，大烦渴"。

"方十三。知母（六两）　石膏（一斤，碎，绵裹）　甘草（炙，二两）　粳米（六合）　人参（三两）　上五味，以水一斗，煮米熟汤成，去滓，温服一升，日三服"原文为"白虎加人参汤方，即白虎汤加人参三两"。

太阳病，发热恶寒，热多寒少。脉微弱者，此无阳也，不可发汗，宜桂枝二越婢一汤。方十四。

桂枝（去皮）　芍药　麻黄　甘草（各十八铢，炙）　大枣（四枚，擘）　生姜（一两二铢，切）　石膏（二十四铢，碎，绵裹）

上七味，以水五升，煮麻黄一二沸，去上沫，内诸药，煮取二升，去滓，温服一升。本云，当裁为越婢汤桂枝汤，合之饮一升。今合为一方，桂枝汤二分，越婢汤一分。（臣亿等谨按：桂枝汤方，桂枝、芍药、生姜各三两，甘草二两，大枣十二枚。越婢汤方，麻黄二两，生姜三两，甘草二两，石膏半斤，大枣十五枚。今以算法约之，桂枝汤取四分之一，即得桂枝、芍药、生姜各十八铢，甘草十二铢，大枣三枚。越婢汤取八分之一，即得麻黄十八铢，生姜九铢，甘草六铢，石膏二十四铢，大枣一枚八分之七，弃之。二汤所取相合，即共得桂枝、芍药、甘草、麻黄各十八铢，生姜一两三铢，石膏二十四铢，大枣四枚，合方。旧云：桂枝三，今取四分之一，即当云桂枝二也。越婢汤方，见仲景杂方中。《外台秘要》一云起脾汤）

邹鉴：见桂林古本《伤寒杂病论·卷第六·辨太阳病脉证并治上》。"脉微弱者"原文为"若脉微弱者"。"宜桂枝二越婢一汤"原文为"脉浮大者，宜桂枝二越婢一汤方"，王叔和遗漏了"脉浮大者"，脉微弱是不可以发汗的，不能用桂枝二越婢一汤。只有出现脉浮大，有表证方可以用汗法。

"桂枝（去皮）　芍药　麻黄　甘草（各十八铢，炙）　大枣（四枚，擘）生姜（一两二铢，切）石膏（二十四铢，碎，绵裹）"原文为"桂枝十八铢（去皮）芍药 麻黄 甘草各十八铢（炙）大枣四枚（擘）生姜一两二铢（切）石膏二十四铢碎（棉裹）"。

"以水五升，煮麻黄一二沸，去上沫，内诸药，煮取二升"原文为"右七味，以水六升，先煮麻黄去上沫，纳诸药，煮取三升，去滓，温服一升，日三服"。

"本云当裁为越婢汤、桂枝汤合之，饮一升，今合为一方，桂枝二分，越婢汤一分"为王叔和或后世的评语。

服桂枝汤，或下之，仍头项强痛，翕翕发热，无汗，心下满，微痛，小便不利者，桂枝去桂加茯苓白术汤主之。方十五。

芍药（三两）甘草（二两，炙）生姜（切）白术 茯苓（各三两）大枣（十二枚，擘）

上六味，以水八升，煮取三升，去滓，温服一升，小便利则愈。本云桂枝汤，今去桂枝，加茯苓、白术。

邹鉴：见桂林古本《伤寒杂病论·卷第六·辨太阳病脉证并治上》。"服桂枝汤"原文为"太阳病，服桂枝汤"。"大枣（十二枚，擘）"原文为"大枣十二枚（劈）"。"温服一升，小便利则愈"原文为"温服一升，日三服"。"小便利则愈。本云桂枝汤，今去桂枝，加茯苓、白术"原文无，可能为王叔和所加。

伤寒脉浮，自汗出，小便数，心烦，微恶寒，脚挛急，反与桂枝，欲攻其表，此误也，得之便厥。咽中干，烦躁，吐逆者，作甘草干姜汤与之，以复其阳。若厥愈足温者，更作芍药甘草汤与之，其脚即伸。若胃气不和谵语者，少与调胃承气汤。若重发汗，复加烧针者，四逆汤主之。方十六。

邹鉴：见桂林古本《伤寒杂病论·卷第六·辨太阳病脉证并治上》。"反与桂枝"原文为"反与桂枝汤"。

甘草干姜汤方

甘草（四两，炙）干姜（二两）
上二味，以水三升，煮取一升五合，去滓，分温再服。

芍药甘草汤方

白芍药 甘草（各四两，炙）

上二味，以水三升，煮取一升五合，去滓，分温再服。

邹鉴：见桂林古本《伤寒杂病论·卷第六·辨太阳病脉证并治上》。"干姜（二两）"原文为"干姜二两（炮）"。"白芍药　甘草（各四两，炙）"原文为"芍药四两　甘草四两（炙）"。"分温再服"原文为"分温再服之"。

调胃承气汤方

大黄（四两，去皮，清酒洗）　甘草（二两，炙）　芒消（半升）

上三味，以水三升，煮取一升，去滓，内芒消，更上火微煮令沸，少少温服之。

邹鉴：见桂林古本《伤寒杂病论·卷六·辨太阳病脉证并治上》。原文为"甘草一两（炙），芒硝半斤，大黄四两（酒洗）。上三味，以水三升，煮二物，取一升，去滓，纳芒硝，更上微火一两沸，顿服之。"

四逆汤方

甘草（二两，炙）　干姜（一两半）　附子（一枚，生用，去皮，破八片）

上三味，以水三升，煮取一升二合，去滓，分温再服。强人可大附子一枚，干姜三两。

邹鉴：见桂林古本《伤寒杂病论·卷第六·辨太阳病脉证并治上》。原方为："人参二两，甘草二两（炙），干姜一两半，附子一枚（炮，去皮，破八片）。右四味，以水三升，煮取一升二合，去滓，分温再服，强人可大附子一枚，干姜三两。"

问曰：证象阳旦，按法治之而增剧，厥逆，咽中干，两胫拘急而谵语。师曰：言夜半手足当温，两脚当伸，后如师言。何以知此？答曰：寸口脉浮而大，浮为风，大为虚，风则生微热，虚则两胫挛。病形象桂枝，因加附子参其间，增桂令汗出，附子温经，亡阳故也。厥逆，咽中干，烦躁，阳明内结，谵语烦乱，更饮甘草干姜汤，夜半阳气还，两足当热，胫尚微拘急，重与芍药甘草汤，尔乃胫伸，以承气汤微溏，则止其谵语，故知病可愈。

邹鉴：见桂林古本《伤寒杂病论·卷第六·辨太阳病脉证并治上》。原文："问曰：太阳病，其证备，按桂枝法治之而增剧，厥逆，咽中干，烦躁，吐逆，谵语，其故何也？师曰：此阳旦证，不可攻也，寸口脉浮，浮为风，亦为虚，风则生热，虚则挛急。误攻其表则汗出亡阳，汗多则液枯，液枯则筋挛，阳明内结则烦躁谵语，用甘草干姜以复其阳，甘草芍药以救液，调胃承气以止其谵语，此坏病之治，必随脉证也。阳旦证，发热不潮，汗出，咽干，昏睡不安，夜半反静者，宜地黄半夏牡蛎酸枣仁汤主之；若口渴，烦躁，小便赤，谵语者，竹叶石膏黄芩泽泻半夏甘草汤主之。"

王叔和此论完全篡改了仲景原文，遗漏了原方。仲景曰："此阳旦证"，王叔和改为"证象阳旦"，并且症状抄写不全。原文"寸口脉浮"，王叔和篡改为"寸口脉浮而大"。桂林古本《伤寒杂病论·平脉法第一》云："风则浮虚"。王叔和没有体味出仲景作《平脉法第一》《平脉法第二》的良苦用心。应以桂林古本原文为正。

附桂林古本《伤寒杂病论》原方：

地黄半夏牡蛎酸枣仁汤方

地黄六两　半夏半升　牡蛎二两　酸枣仁三两

右四味，以水四升，煮取二升，去滓，分温再服。

竹叶石膏黄芩泽泻半夏甘草汤方

竹叶两把　石膏半斤（棉裹）　黄芩三两　泽泻二两　半夏半升　甘草二两

右六味，以水五升，煮取三升，去滓，温服一升，日三服。

辨太阳病脉证并治中第六

太阳病，项背强几几，无汗恶风，葛根汤主之。方一。

葛根（四两）　麻黄（三两，去节）　桂枝（二两，去皮）　生姜（三两，切）　甘草（二两，炙）　芍药（二两）　大枣（十二枚，擘）

上七味，以水一斗，先煮麻黄、葛根，减二升，去白沫，内诸药，煮取三升，去滓，温服一升，覆取微似汗，余如桂枝法将息及禁忌。诸汤皆仿此。

邹鉴：见桂林古本《伤寒杂病论·卷第七·辨太阳病脉证并治中》。"项背强几几"原文为"项背强儿儿"。"大枣（十二枚，擘）"原文为"大枣（十二枚，劈）"。"去白沫"原文为"去上沫"。

太阳与阳明合病者，必自下利，葛根汤主之。方二。（用前第一方。一云，用后第四方）

太阳与阳明合病，不下利但呕者，葛根加半夏汤主之。方三。

葛根（四两）　麻黄（三两，去节）　甘草（二两，炙）　芍药（二两）　桂枝（二两，去皮）　生姜（二两，切）　半夏（半升，洗）　大枣（十二枚，擘）

上八味，以水一斗，先煮葛根、麻黄，减二升，去白沫，内诸药，煮取三升，去滓，温服一升。覆取微似汗。

邹鉴：见桂林古本《伤寒杂病论·卷第七·辨太阳病脉证并治中》。原文为一条，王叔和拆分为两条，原文："太阳与阳明合病者，必自下利，葛根汤主之。若不下利，但呕者，葛根加半夏汤主之。""生姜（二两，切）"原文为"生姜（三两，切）"。"大枣（十二枚，擘）"原文为"大枣（十二枚，劈）"。"去白沫"原文为"去上沫"。"覆取微似汗"原文"覆取微似汗，余如桂枝法"。

太阳病，桂枝证，医反下之，利遂不止，脉促者，表未解也。喘而汗出

者，葛根黄芩黄连汤主之。方四。（促，一作纵）

葛根（半斤）　甘草（二两，炙）　黄芩（三两）　黄连（三两）

上四味，以水八升，先煮葛根，减二升，内诸药，煮取二升，去滓，分温再服。

邹鉴：见桂林古本《伤寒杂病论·卷第七·辨太阳病脉证并治中》。"表未解"原文为"热未解"。"葛根黄芩黄连汤"原文为"葛根黄连黄芩甘草汤"。

太阳病，头痛发热，身疼腰痛，骨节疼痛，恶风无汗而喘者，麻黄汤主之。方五。

麻黄（三两，去节）　桂枝（二两，去皮）　甘草（一两，炙）　杏仁（七十个，去皮尖）

上四味，以水九升，先煮麻黄，减二升，去上沫，内诸药，煮取二升半，去滓，温服八合。覆取微似汗，不须啜粥，余如桂枝法将息。

邹鉴：见桂林古本《伤寒杂病论·卷第七·辨太阳病脉证并治中》。

太阳与阳明合病，喘而胸满者，不可下，宜麻黄汤。六。（用前第五方）

邹鉴：见桂林古本《伤寒杂病论·卷第七·辨太阳病脉证并治中》。"不可下"原文为"不可下也"。"用前第五方"原文为"方见上"。所有篇中方剂编号，皆为王叔和所为。

太阳病，十日以去，脉浮细而嗜卧者，外已解也。设胸满胁痛者，与小柴胡汤。脉但浮者，与麻黄汤。七。（用前第五方）

小柴胡汤方

柴胡（半斤）　黄芩　人参　甘草（炙）　生姜（各三两，切）　大枣（十二枚，擘）　半夏（半升，洗）

上七味，以水一斗二升，煮取六升，去滓，再煎取三升，温服一升，日三服。

邹鉴：见桂林古本《伤寒杂病论·卷第七·辨太阳病脉证并治中》。"十日以去"原文为"十日已去"。"设胸满胁痛者"原文为"设胸满胁痛"。"大枣（十二枚，擘）"原文为"大枣（十二枚，劈）"。"用前第五方"原文为"方见上"。

太阳中风，脉浮紧，发热恶寒，身疼痛，不汗出而烦躁者，大青龙汤主之。若脉微弱，汗出恶风者，不可服之。服之则厥逆，筋惕肉瞤，此为逆也。大青龙汤方。八。

麻黄（六两，去节）　桂枝（二两，去皮）　甘草（二两，炙）　杏仁（四十枚，去皮尖）　生姜（三两，切）　大枣（十枚，擘）　石膏（如鸡子大，碎）

上七味，以水九升，先煮麻黄，减二升，去上沫，内诸药，煮取三升，去滓。温服一升，取微似汗。汗出多者，温粉粉之。一服汗者，停后服。若复服，汗多亡阳遂（一作逆）虚，恶风烦躁，不得眠也。

邹鉴：见桂林古本《伤寒杂病论·卷第七·辨太阳病脉证并治中》。"太阳中风"原文为"太阳伤寒"，伤寒脉紧，中风脉浮，《平脉法第一》云："浮则为风，紧则为寒"，故王叔和错误。"大枣（十枚，擘）"原文为"大枣（十二枚，劈）"。

伤寒脉浮缓，身不疼，但重，乍有轻时，无少阴证者，大青龙汤发之。九。（用前第八方）

邹鉴：见桂林古本《伤寒杂病论·卷第七·辨太阳病脉证并治中》。"伤寒脉浮缓"原文为"太阳中风，脉浮缓"。"用前第八方"原文为"方见上"。

伤寒表不解，心下有水气，干呕发热而咳，或渴，或利，或噎，或小便不利、少腹满，或喘者，小青龙汤主之。方十。

麻黄（去节）　芍药　细辛　干姜　甘草（炙）　桂枝（各三两，去皮）五味子（半升）　半夏（半升，洗）

上八味，以水一斗，先煮麻黄，减二升，去上沫，内诸药，煮取三升，去滓，温服一升。若渴，去半夏，加栝楼根三两；若微利，去麻黄，加荛花，如一鸡子，熬令赤色；若噎者，去麻黄，加附子一枚，炮；若小便不利，少腹满者，去麻黄，加茯苓四两；若喘，去麻黄，加杏仁半升，去皮尖。且荛花不治利，麻黄主喘，今此语反之，疑非仲景意。（臣亿等谨按：小青龙汤大要治水。又按《本草》，荛花下十二水，若水去，利则止也。又按《千金》，形肿者应内麻黄，乃内杏仁者，以麻黄发其阳故也。以此证之，岂非仲景意也）

邹鉴：见桂林古本《伤寒杂病论·卷第七·辨太阳病脉证并治中》。"麻黄（去节）　芍药　细辛　干姜　甘草（炙）　桂枝（各三两，去皮）"原文分别列剂量。"内诸药"原文为"纳诸药"。"温服一升"原文为"温服一升，日三服"。"若微利，去麻黄，加荛花，如一鸡子，熬令赤色；若噎者，去麻黄，加附子一枚，炮"原文为"若微利，若噎者，去麻黄，加附子一枚"。"若喘，去麻黄，加杏仁半升，去皮尖"原文为"若喘者，加杏仁半升，去皮尖"。

伤寒心下有水气，咳而微喘，发热不渴。服汤已渴者，此寒去欲解也。小青龙汤主之。十一。（用前第十方）

邹鉴：见桂林古本《伤寒杂病论·卷第七·辨太阳病脉证并治中》。"用前第十方"原文"方见上"。

太阳病，外证未解，脉浮弱者，当以汗解，宜桂枝汤。方十二。

桂枝（去皮）　芍药　生姜（各三两，切）　甘草（二两，炙）　大枣（十二枚，擘）

上五味，以水七升，煮取三升，去滓，温服一升。须臾啜热稀粥一升，助药力，取微汗。

邹鉴：见桂林古本《伤寒杂病论·卷第七·辨太阳病脉证并治中》。"方十二"原文为"见上卷"，原文无方。

太阳病，下之微喘者，表未解故也，桂枝加厚朴杏子汤主之。方十三。

桂枝（三两，去皮）　甘草（二两，炙）　生姜（三两，切）　芍药（三两）　大枣（十二枚，擘）　厚朴（二两，炙，去皮）　杏仁（五十枚，去皮尖）

上七味，以水七升，微火煮取三升，去滓。温服一升，覆取微似汗。

邹鉴：见桂林古本《伤寒杂病论·卷第七·辨太阳病脉证并治中》。"方十三"原文为"桂枝加厚朴杏子汤方"。"桂枝（三两，去皮）　甘草（二两，炙）　生姜（三两，切）　芍药（三两）　大枣（十二枚，擘）　厚朴（二两，炙，去皮）　杏仁（五十枚，去皮尖）"原文为"桂枝三两　芍药三两　甘草二两（炙）　生姜三两（切）　大枣十二枚（劈）　厚朴二两　杏仁五十枚（去皮尖）"。

太阳病，外证未解，不可下也，下之为逆。欲解外者，宜桂枝汤。十四。（用前第十二方）

太阳病，先发汗不解，而复下之，脉浮者不愈。浮为在外，而反下之，故令不愈。今脉浮，故在外，当须解外则愈，宜桂枝汤。十五。（用前第十二方）

邹鉴：以上两条见桂林古本《伤寒杂病论·卷第七·辨太阳病脉证并治中》。两处"用前第十二方"原文皆为"方见上卷"。"故在外"原文为"故知在外"。

太阳病，脉浮紧，无汗，发热，身疼痛，八九日不解，表证仍在，此当发其汗。服药已微除，其人发烦目瞑，剧者必衄，衄乃解。所以然者，阳气重故也。麻黄汤主之。十六。（用前第五方）

邹鉴：见桂林古本《伤寒杂病论·卷第七·辨太阳病脉证并治中》。"用前第五方"原文为"方见上"。

太阳病，脉浮紧，发热，身无汗，自衄者，愈。

二阳并病，太阳初得病时，发其汗，汗先出不彻，因转属阳明，续自微汗出，不恶寒。若太阳病证不罢者，不可下，下之为逆，如此可小发汗。设面色缘缘正赤者，阳气怫郁在表，当解之熏之。若发汗不彻，不足言，阳气怫郁不得越，当汗不汗，其人躁烦，不知痛处，乍在腹中，乍在四肢，按之不可得，其人短气，但坐以汗出不彻故也，更发汗则愈。何以知汗出不彻？以脉涩故知也。

邹鉴：以上两条见桂林古本《伤寒杂病论·卷第七·辨太阳病脉证并治中》。"阳气怫郁在表"原文为"阳气怫郁在表也"。"不足言"原文为"彻不足言"。"当汗不汗，其人躁烦"原文为"当汗之不汗，则其人躁烦"。"其人短气，但坐以汗出不彻故也，更发汗则愈"原文为"更发汗，则愈；若其人短气，但坐以汗出不彻故也"。

脉浮数者，法当汗出而愈。若下之，身重心悸者，不可发汗，当自汗出乃解。所以然者，尺中脉微，此里虚，须表里实，津液自和，便自汗出愈。

邹鉴：见桂林古本《伤寒杂病论·卷第七·辨太阳病脉证并治中》。"脉浮数者"原文为"脉浮紧者"，脉浮紧正确，脉浮数为风热，浮紧为风寒，结合下文里虚，为寒邪所形成。"法当汗出而愈"原文为"法当汗出而解"。"身重心悸者"原文为"若身重心悸者"。"当自汗出乃解"原文为"须自汗出乃解"。"此里虚"原文为"此里虚也"。"须表里实"原文为"须里实"。

脉浮紧者，法当身疼痛，宜以汗解之。假令尺中迟者，不可发汗。何以知然？以荣气不足，血少故也。

邹鉴：见桂林古本《伤寒杂病论·卷第七·辨太阳病脉证并治中》。"何以知然？"原文为"所以然者"。"血少故也"原文为"血弱故也"。

脉浮者，病在表，可发汗，宜麻黄汤。十七。（用前第五方，法用桂枝汤）

邹鉴：见桂林古本《伤寒杂病论·卷第七·辨太阳病脉证并治中》。"用前第五方，法用桂枝汤"原文为"方见上"。

脉浮而数者，可发汗，宜麻黄汤。十八。（用前第五方）

邹鉴：见桂林古本《伤寒杂病论·卷第七·辨太阳病脉证并治中》。"脉浮而数者"原文为"脉浮而紧者"。"用前第五方"原文为"方见上"。

病常自汗出者，此为荣气和，荣气和者，外不谐，以卫气不共荣气谐和故尔。以荣行脉中，卫行脉外。复发其汗，荣卫和则愈。宜桂枝汤。十九。（用前第十二方）

邹鉴：见桂林古本《伤寒杂病论·卷第七·辨太阳病脉证并治中》。原文"病人常自汗出者，此为营气和，卫气不谐也，所以然者，营行脉中，卫行脉外，卫气不共营气和谐故也，复发其汗则愈，宜桂枝汤。（方见上卷）""病人"比"病"表达更严谨。"外不谐"原文为"卫气不谐"。

病人脏无他病，时发热，自汗出，而不愈者，此卫气不和也。先其时发汗则愈。宜桂枝汤。二十。（用前第十二方）

邹鉴：见桂林古本《伤寒杂病论·卷第七·辨太阳病脉证并治中》。"用前第十二方"原文为"方见上卷"。

伤寒脉浮紧，不发汗，因致衄者，麻黄汤主之。二十一。（用前第五方）

邹鉴：见桂林古本《伤寒杂病论·卷第七·辨太阳病脉证并治中》。"用前第五方"原文为"方见上"。

伤寒不大便六七日，头痛有热者，与承气汤。其小便清者（一云大便青），知不在里，仍在表也，当须发汗。若头痛者，必衄。宜桂枝汤。二十二。（用前第十二方）

邹鉴：见桂林古本《伤寒杂病论·卷第七·辨太阳病脉证并治中》。"若头痛者，必衄"原文无，考虑为王叔和所加。"用前第十二方"原文为"方见上卷"。

伤寒发汗已解，半日许复烦，脉浮数者，可更发汗，宜桂枝汤。二十三。（用前第十二方）

邹鉴：见桂林古本《伤寒杂病论卷·第七·辨太阳病脉证并治中》。"脉浮数者"原文为"脉浮紧者"，此处"烦"不是烦躁，而是感邪而不适，因为伤寒发汗已解，半日内不会出现烦躁，"烦"为再受寒而不舒服，故脉当浮紧。"用前第十二方"原文为"方见上卷"。

凡病若发汗、若吐、若下、若亡血、亡津液，阴阳自和者，必自愈。

邹鉴：见桂林古本《伤寒杂病论·卷第七·辨太阳病脉证并治中》。

大下之后，复发汗，小便不利者，亡津液故也。勿治之，得小便利，必自愈。

邹鉴：见桂林古本《伤寒杂病论·卷第七·辨太阳病脉证并治中》，原文为："大汗之后，复下之，小便不利者，亡津液故也，勿治之，久久小便必自利。”

下之后，复发汗，必振寒，脉微细。所以然者，以内外俱虚故也。

邹鉴：见桂林古本《伤寒杂病论·卷第七·辨太阳病脉证并治中》。原文："大下之后，复发汗，其人必振寒，脉微细，所以然者，内外俱虚故也。"

下之后，复发汗，昼日烦躁不得眠，夜而安静，不呕，不渴，无表证，脉沉微，身无大热者，干姜附子汤主之。方二十四。

干姜（一两）　附子（一枚，生用，去皮，切八片）

上二味，以水三升，煮取一升，去滓，顿服。

邹鉴：见桂林古本《伤寒杂病论·卷第七·辨太阳病脉证并治中》。"脉沉微"原文为"脉沉而微"。"干姜（一两）　附子（一枚，生用，去皮，切八片）"原文为"干姜一两（炮）　附子一枚（破八片炮）"，用炮制干姜、附子更符合本证"脉沉微"之虚寒证。

发汗后，身疼痛，脉沉迟者，桂枝加芍药生姜各一两人参三两新加汤主之。方二十五。

桂枝（三两，去皮）　芍药（四两）　甘草（二两，炙）　人参（三两）　大枣（十二枚，擘）　生姜（四两）

上六味，以水一斗二升，煮取三升，去滓，温服一升。本云桂枝汤，今加芍药生姜人参。

邹鉴：见桂林古本《伤寒杂病论·卷第七·辨太阳病脉证并治中》。原文："发汗后，身疼痛，脉沉迟者，桂枝去芍药加人参生姜汤主之。"

发汗后，表邪未解，营卫俱病，身体疼痛；发汗后伤及阴阳，寒气仍在，则脉沉迟。《平脉法第一》云："阴阻气血，则脉迟。"又云："迟为无阳。"所以用桂枝汤去芍药加人参、生姜益气养阴，温里驱寒，而不是加芍药，王叔和错误。

发汗后，不可更行桂枝汤，汗出而喘，无大热者，可与麻黄杏仁甘草石膏汤。方二十六。

麻黄（四两，去节）　杏仁（五十个，去皮尖）　甘草（二两，炙）　石膏（半斤，碎，绵裹）

上四味，以水七升，煮麻黄，减二升，去上沫，内诸药，煮取二升，去滓，温服一升。本云，黄耳杯。

邹鉴：见桂林古本《伤寒杂病论·卷第七·辨太阳病脉证并治中》。

"发汗后"原文为"发汗若下后"。"石膏（半斤，碎，绵裹）"原文为"石膏（半斤，碎，棉裹）"。"煮麻黄"原文为"先煮麻黄"。"温服一升"原文为"温服一升，日再服"。

发汗过多，其人叉手自冒心，心下悸，欲得按者，桂枝甘草汤主之。方二十七。

桂枝（四两，去皮）　甘草（二两，炙）

上二味，以水三升，煮取一升，去滓，顿服。

邹鉴：见桂林古本《伤寒杂病论·卷第七·辨太阳病脉证并治中》。

发汗后，其人脐下悸者，欲作奔豚，茯苓桂枝甘草大枣汤主之。方二十八。

茯苓（半斤）　桂枝（四两，去皮）　甘草（二两，炙）　大枣（十五枚，擘）

上四味，以甘烂水一斗，先煮茯苓，减二升，内诸药，煮取三升，去滓。温服一升，日三服。

作甘烂水法，取水二斗，置大盆内，以杓扬之，水上有珠子五六千颗相逐，取用之。

邹鉴：见桂林古本《伤寒杂病论·卷第七·辨太阳病脉证并治中》。"甘烂水"原文为"甘澜水"。"桂枝（四两，去皮）"原文为"桂枝（四两）"。"大枣（十五枚，擘）"原文为"大枣（十五枚，劈）"。"内诸药"原文为"纳诸药"。

发汗后，腹胀满者，厚朴生姜半夏甘草人参汤主之。方二十九。

厚朴（半斤，炙，去皮）　生姜（半斤，切）　半夏（半升，洗）　甘草（二两）人参（一两）

上五味，以水一斗，煮取三升，去滓。温服一升，日三服。

邹鉴：见桂林古本《伤寒杂病论·卷第七·辨太阳病脉证并治中》。

伤寒若吐、若下后，心下逆满，气上冲胸，起则头眩，脉沉紧，发汗则动经，身为振振摇者，茯苓桂枝白术甘草汤主之。方三十。

茯苓（四两）　桂枝（三两，去皮）　白术　甘草（各二两，炙）

上四味，以水六升，煮取三升，去滓，分温三服。

邹鉴：见桂林古本《伤寒杂病论·卷第七·辨太阳病脉证并治中》。"茯苓（四两）　桂枝（三两，去皮）　白术　甘草（各二两，炙）"原文为"茯苓四两　桂枝三两　白术二两　甘草二两（炙）"。

发汗，病不解，反恶寒者，虚故也，芍药甘草附子汤主之。方三十一。

芍药　甘草（各三两，炙）　附子（一枚，炮，去皮，破八片）

上三味，以水五升，煮取一升五合，去滓，分温三服。疑非仲景方。

邹鉴：见桂林古本《伤寒杂病论·卷第七·辨太阳病脉证并治中》。"芍药　甘草（各三两，炙）　附子（一枚，炮，去皮，破八片）"原文为"芍药三两　甘草三两（炙）　附子一枚（炮去皮破八片）"。

发汗，若下之，病仍不解，烦躁者，茯苓四逆汤主之。方三十二。

茯苓（四两）　人参（一两）　附子（一枚，生用，去皮，破八片）　甘草（二两，炙）　干姜（一两半）

上五味，以水五升，煮取三升，去滓。温服七合，日二服。

邹鉴：见桂林古本《伤寒杂病论卷第七·辨太阳病脉证并治中》。"人参（一两）"原文为"人参（二两）"。"日二服"原文为"日三服"。

发汗后，恶寒者，虚故也。不恶寒，但热者，实也。当和胃气，与调胃承气汤。方三十三。（《玉函》云，与小承气汤）

芒消（半升）　甘草（二两，炙）　大黄（四两，去皮，清酒洗）

上三味，以水三升，煮取一升，去滓，内芒消，更煮两沸，顿服。

邹鉴：见桂林古本《伤寒杂病论·卷第七·辨太阳病脉证并治中》。"方三十三"原文为"方见上卷"。

太阳病，发汗后，大汗出，胃中干，烦躁不得眠，欲得饮水者，少少与饮之，令胃气和则愈。若脉浮，小便不利，微热消渴者，五苓散主之。方三十四。（即猪苓散是）

猪苓（十八铢，去皮）　泽泻（一两六铢）　白术（十八铢）　茯苓（十八铢）桂枝（半两，去皮）

上五味，捣为散，以白饮和服方寸匕，日三服，多饮暖水，汗出愈。如法将息。

邹鉴：见桂林古本《伤寒杂病论·卷第七·辨太阳病脉证并治中》。"欲得饮水者，少少与饮之"原文为"欲得饮水，少少与之"。"桂枝（半两，去皮）"原文为"桂枝半两"。"以白饮和服方寸匕"原文为"以白饮和服方寸匙"。

发汗已，脉浮数烦渴者，五苓散主之。三十五。（用前第三十四方）

邹鉴：见桂林古本《伤寒杂病论·卷第七·辨太阳病脉证并治中》。原文："太阳病，发汗已，脉浮弦，烦渴者，五苓散主之。（方见上）"

伤寒，汗出而渴者，五苓散主之；不渴者，茯苓甘草汤主之。方三十六。

茯苓（二两）　桂枝（二两，去皮）　甘草（一两，炙）　生姜（三两，切）

上四味，以水四升，煮取二升，去滓，分温三服。

邹鉴：见桂林古本《伤寒杂病论·卷第七·辨太阳病脉证并治中》。"汗出而渴者，五苓散主之"原文为"汗出而渴，小便不利者，五苓散主之"。"桂枝（二两，去皮）"原文为"桂枝二两"。

中风发热，六七日不解而烦，有表里证，渴欲饮水，水入则吐者，名曰水逆，五苓散主之。三十七。（用前第三十四方）

邹鉴：见桂林古本《伤寒杂病论·卷第七·辨太阳病脉证并治中》。"用前第三十四方"原文为"方见上"。

未持脉时，病人手叉自冒心，师因教试令咳而不咳者，此必两耳聋无闻也。所以然者，以重发汗，虚，故如此。发汗后，饮水多必喘，以水灌之亦喘。

邹鉴：见桂林古本《伤寒杂病论·卷第七·辨太阳病脉证并治中》。"故如此"原文为"故也"。

发汗后，水药不得入口为逆，若更发汗，必吐下不止。发汗吐下后，虚烦不得眠，若剧者，必反覆颠倒（音到，下同），心中懊憹（上乌浩，下奴冬切，下同），栀子豉汤主之；若少气者，栀子甘草豉汤主之；若呕者，栀子生姜豉汤主之。三十八。

栀子豉汤方

栀子（十四个，擘）　香豉（四合，绵裹）

上二味，以水四升，先煮栀子，得二升半，内豉，煮取一升半，去滓，分为二服，温进一服，得吐者，止后服。

栀子甘草豉汤方

栀子（十四个，擘）　甘草（二两，炙）　香豉（四合，绵裹）

上三味，以水四升，先煮栀子、甘草，取二升半，内豉，煮取一升半，去滓，分二服，温进一服，得吐者，止后服。

栀子生姜豉汤方

栀子（十四个，擘）　生姜（五两）　香豉（四合，绵裹）

上三味，以水四升，先煮栀子、生姜，取二升半，内豉，煮取一升半，去滓，分二服，温进一服，得吐者，止后服。

邹鉴：见桂林古本《伤寒杂病论·卷第七·辨太阳病脉证并治中》。"栀子豉汤主之"原文为"栀子干姜汤主之"，发汗后、吐下后，气阴两伤，虚阳内扰，症见虚烦；阳不入阴而不得眠。如果病重者，寒热错杂，必反复发作胃内嘈杂，用栀子干姜汤治疗更为合理。王叔和用栀子豉汤不符合其病机，栀子豉汤为下条主治方。"栀子（十四个，擘）"原文为"栀子（十四个，劈）"，"香豉（四合，绵裹）"原文为"香豉（四合，棉裹）"。

发汗若下之而烦热，胸中窒者，栀子豉汤主之。三十九。（用上初方）

邹鉴：见桂林古本《伤寒杂病论·卷第七·辨太阳病脉证并治中》。"三十九。（用上初方）"原文为"栀子豉汤方：栀子十四枚（劈）　香豉四合（棉裹）　右二味，以水四升，先煮栀子得二升半，纳豉煮取一升半，去滓，分为二服，温进一服，得吐者止后服"。

伤寒五六日，大下之后，身热不去，心中结痛者，未欲解也，栀子豉汤主之。四十。（用上初方）

伤寒下后，心烦腹满，卧起不安者，栀子厚朴汤主之。方四十一。

栀子（十四个，擘）　厚朴（四两，炙，去皮）　枳实（四枚，水浸，炙令黄）

上三味，以水三升半，煮取一升半，去滓，分二服，温进一服，得吐者，止后服。

邹鉴：以上两条见桂林古本《伤寒杂病论·卷第七·辨太阳病脉证并治中》。"栀子（十四个，擘）"原文为"栀子（十四个，劈）"。

伤寒，医以丸药大下之，身热不去，微烦者，栀子干姜汤主之。方四十二。

栀子（十四个，擘）　干姜（二两）

上二味，以水三升半，煮取一升半，去滓，分二服，温进一服，得吐者，止后服。

邹鉴：见桂林古本《伤寒杂病论·卷第七·辨太阳病脉证并治中》。"方四十二"原文为"方见上"。"栀子（十四个，擘）"原文为"栀子（十四个，劈）"。

凡用栀子汤，病人旧微溏者，不可与服之。

邹鉴：见桂林古本《伤寒杂病论·卷第七·辨太阳病脉证并治中》。"病人旧微溏者"原文为"病人大便旧微溏者"。

太阳病发汗，汗出不解，其人仍发热，心下悸，头眩，身瞤动，振振欲擗（一作僻）地者，真武汤主之。方四十三。

茯苓　芍药　生姜（各三两，切）　白术（二两）　附子（一枚，炮，去皮，破八片）

上五味，以水八升，煮取三升，去滓，温服七合，日三服。

邹鉴：见桂林古本《伤寒杂病论·卷第七·辨太阳病脉证并治中》。"茯苓　芍药　生姜（各三两，切）"原文为"茯苓三两　芍药三两　生姜三两（切）"。

咽喉干燥者，不可发汗。

淋家不可发汗，发汗必便血。

疮家虽身疼痛，不可发汗，汗出则痉。

衄家不可发汗，汗出必额上陷，脉急紧，直视不能眴（音唤，又胡绢切，下同。一作瞬）不得眠。

亡血家不可发汗，发汗则寒栗而振。

邹鉴：以上五条见桂林古本《伤寒杂病论卷第七·辨太阳病脉证并治中》。"脉急紧"原文为"脉当紧"。

汗家重发汗，必恍惚心乱，小便已阴疼，与禹余粮丸。四十四。（方本阙）

邹鉴：见桂林古本《伤寒杂病论·卷第七·辨太阳病脉证并治中》。"四十四。（方本阙）"原文为"禹余粮丸方：禹余粮四两　人参三两　附子二枚　五味子三合　茯苓三两　干姜三两　右六味，蜜为丸，如梧桐子大，每服二十九"。

病人有寒，复发汗，胃中冷，必吐蛔。（一作逆）

邹鉴：见桂林古本《伤寒杂病论·卷第七·辨太阳病脉证并治中》。"必吐蛔。（一作逆）"原文为"必吐逆"。

本发汗，而复下之，此为逆也；若先发汗，治不为逆。本先下之，而反汗之，为逆；若先下之，治不为逆。

邹鉴：见桂林古本《伤寒杂病论·卷第七·辨太阳病脉证并治中》。"本发汗，而复下之"原文为"伤寒，未发汗，而复下之"。

伤寒，医下之，续得下利，清谷不止，身疼痛者，急当救里；后身疼痛，清便自调者，急当救表。救里宜四逆汤，救表宜桂枝汤。四十五。（用前第十二方）

　　邹鉴：见桂林古本《伤寒杂病论·卷第七·辨太阳病脉证并治中》。"四十五。用前第十二方"原文为"方见上卷"。

　　病发热头痛，脉反沉，若不差，身体疼痛，当救其里。四逆汤方。

　　甘草（二两，炙）　干姜（一两半）　附子（一枚，生用，去皮，破八片）

　　上三味，以水三升，煮取一升二合，去滓，分温再服。强人可大附子一枚，干姜三两。

　　邹鉴：此条桂林古本《伤寒杂病论》无，见《脉经·病可温证第九》，考虑为王叔和撰。

　　太阳病，先下而不愈，因复发汗，以此表里俱虚，其人因致冒，冒家汗出自愈。所以然者，汗出表和故也。里未和，然后复下之。

　　邹鉴：见桂林古本《伤寒杂病论·卷第七·辨太阳病脉证并治中》。"太阳病，先下而不愈"原文为"太阳病，先上而不愈"。"汗出表和故也"原文为"表和故也"。"冒家汗出自愈"原文为"冒家汗自出愈"。

　　太阳病未解，脉阴阳俱停（一作微），必先振栗汗出而解。但阳脉微者，先汗出而解，但阴脉微（一作尺脉实）者，下之而解。若欲下之，宜调胃承气汤。四十六。（用前第三十方，一云，用大柴胡汤）

　　邹鉴：见桂林古本《伤寒杂病论·卷第七·辨太阳病脉证并治中》。"脉阴阳俱停"原文为"脉阴阳俱微者"。"但阴脉微者"原文为"若阴脉实者"。

　　太阳病，发热汗出者，此为荣弱卫强，故使汗出，欲救邪风者，宜桂枝汤。四十七。（方用前法）

　　邹鉴：见桂林古本《伤寒杂病论·卷第七·辨太阳病脉证并治中》。"方用前法"原文为"方见上卷"。

　　伤寒五六日中风，往来寒热，胸胁苦满，嘿嘿不欲饮食，心烦喜呕，或胸中烦而不呕，或渴，或腹中痛，或胁下痞鞕，或心下悸，小便不利，或不渴，身有微热，或欬者，小柴胡汤主之。方四十八。

　　柴胡（半斤）　黄芩（三两）　人参（三两）　半夏（半升，洗）　甘草（炙）生姜（各三两，切）　大枣（十二枚，擘）

　　上七味，以水一斗二升，煮取六升，去滓，再煎取三升，温服一升，日三服。若胸中烦而不呕者，去半夏、人参，加栝楼实一枚；若渴，去半夏，加人参，合前成四两半，栝楼根四两；若腹中痛者，去黄芩，加芍药三两；若胁下痞鞕，去大枣，加牡蛎四两；若心下悸，小便不利者，去黄芩，加茯苓四两；若不渴，外有微热者，去人参，加桂枝三两，温覆微汗愈；若欬者，去人参、大枣、生姜，加五味子半升，干姜二两。

邹鉴：见桂林古本《伤寒杂病论·卷第七·辨太阳病脉证并治中》。"嘿嘿不欲饮食"原文为"嘿嘿不欲食饮"。"或欬者"原文为"或咳者"。"若欬者"原文为"若咳者"。"甘草（炙）　生姜（各三两，切）　大枣（十二枚，擘）"原文为"甘草三两（炙）　生姜三两（切）　大枣十二枚（劈）"。"去人参、大枣、生姜，加五味子半升，干姜二两"原文为"去人参、大枣，加五味子半升，去生姜，加干姜二两"。

血弱气尽，腠理开，邪气因入，与正气相抟，结于胁下，正邪分争，往来寒热，休作有时，嘿嘿不欲饮食，藏府相连，其痛必下，邪高痛下，故使呕也（一云脏腑相违，其病必下，胁膈中痛），小柴胡汤主之。服柴胡汤已，渴者，属阳明，以法治之。四十九。（用前方）

邹鉴：见桂林古本《伤寒杂病论·卷第七·辨太阳病脉证并治中》。"血弱气尽"原文为"血弱气虚"，"虚"更准确。"与正气相抟"原文为"与正气相搏"。"属阳明"原文为"属阳明也"。"用前方"原文为"方见上"。

得病六七日，脉迟浮弱，恶风寒，手足温，医二三下之，不能食，而胁下满痛，面目及身黄，颈项强，小便难者，与柴胡汤，后必下重；本渴饮水而呕者，柴胡汤不中与也，食谷者哕。

邹鉴：见桂林古本《伤寒杂病论·卷第七·辨太阳病脉证并治中》。"得病六七日"原文为"太阳病六七日"。"而胁下满痛"原文为"胁下满痛"。"本渴饮水而呕者"原文为"本渴而饮水呕者"。

伤寒四五日，身热恶风，颈项强，胁下满，手足温而渴者，小柴胡汤主之。五十。（用前方）

邹鉴：见桂林古本《伤寒杂病论·卷第七·辨太阳病脉证并治中》。"用前方"原文为"方见上"。

伤寒，阳脉涩，阴脉弦，法当腹中急痛，先与小建中汤，不差者，小柴胡汤主之。五十一。（用前方）

小建中汤方

桂枝（三两，去皮）　甘草（二两，炙）　大枣（十二枚，擘）　芍药（六两）
生姜（三两，切）　胶饴（一升）

上六味，以水七升，煮取三升，去滓，内饴，更上微火消解，温服一升，日三服。呕家不可用建中汤，以甜故也。

邹鉴：见桂林古本《伤寒杂病论·卷第七·辨太阳病脉证并治中》。"用前方"原文为"方见上"。"桂枝（三两，去皮）　甘草（二两，炙）　大枣（十二枚，擘）　芍药（六两）　生姜（三两，切）　胶饴（一升）"原文为"桂枝三两　芍药六两　甘草二两　生姜三两（切）　大枣十二枚（劈）　胶饴一升"。"上六味，以水七升，煮取三升，去滓，内饴，更上微火消解，温服一升，日三服。呕家不可用建中汤，以甜故也"原文为"右六味，以水七升，先煮五味取三升，去滓，纳饴，更上微火消解，温服一升，日三服，呕家不可用，以甜故也"。

伤寒中风，有柴胡证，但见一证便是，不必悉具。凡柴胡汤病证而下之，若柴胡证不罢者，复与柴胡汤，必蒸蒸而振，却复发热汗出而解。

邹鉴：见桂林古本《伤寒杂病论·卷第七·辨太阳病脉证并治中》。"伤寒中风"原文为"伤寒与中风"。"凡柴胡汤病证而下之"原文为"凡柴胡汤病证而误下之"。

伤寒二三日，心中悸而烦者，小建中汤主之。五十二。（用前第五十一方）

邹鉴：见桂林古本《伤寒杂病论·卷第七·辨太阳病脉证并治中》。"用前第五十一方"原文为"方见上"。

太阳病，过经十余日，反二三下之，后四五日，柴胡证仍在者，先与小柴胡。呕不止，心下急（一云，呕止小安），郁郁微烦者，为未解也，与大柴胡汤，下之则愈。方五十三。

柴胡（半斤）　黄芩（三两）　芍药（三两）　半夏（半升，洗）　生姜（五两，切）　枳实（四枚，炙）　大枣（十二枚，擘）

上七味，以水一斗二升，煮取六升，去滓再煎，温服一升，日三服。一方加大黄二两。若不加，恐不为大柴胡汤。

邹鉴：见桂林古本《伤寒杂病论·卷第七·辨太阳病脉证并治中》。原方有大黄二两，"大枣（十二枚，擘）"原文为"大枣（十二枚，劈）"。"上七味"原文为"右八味"。

伤寒十三日不解，胸胁满而呕，日晡所发潮热，已而微利，此本柴胡证，下之以不得利，今反利者，知医以丸药下之，此非其治也。潮热者，实也，先宜服小柴胡汤以解外，后以柴胡加芒消汤主之。五十四。

柴胡（二两十六铢）　黄芩（一两）　人参（一两）　甘草（一两，炙）　生姜

（一两，切）　半夏（二十铢，本云五枚，洗）　大枣（四枚，擘）　芒消（二两）

上八味，以水四升，煮取二升，去滓，内芒消，更煮微沸，分温再服，不解更作。（臣亿等谨按：《金匮玉函》方中无芒消。别一方云，以水七升，下芒消二合，大黄四两，桑螵蛸五枚，煮取一升半，服五合，微下即愈。本云柴胡再服，以解其外，余二升加芒消、大黄、桑螵蛸也）

邹鉴：见桂林古本《伤寒杂病论·卷第七·辨太阳病脉证并治中》。"此非其治也"原文为"非其治也"。"大枣（四枚，擘）"原文"大枣（四枚）"。

伤寒十三日，过经谵语者，以有热也，当以汤下之。若小便利者，大便当鞕，而反下利，脉调和者，知医以丸药下之，非其治也。若自下利者，脉当微厥，今反和者，此为内实也，调胃承气汤主之。五十五。（用前第三十三方）

邹鉴：见桂林古本《伤寒杂病论·卷第七·辨太阳病脉证并治中》。"脉调和者"原文无。"用前第三十三方"原文为"方见上卷"。

太阳病不解，热结膀胱，其人如狂，血自下，下者愈。其外不解者，尚未可攻，当先解其外；外解已，但少腹急结者，乃可攻之，宜桃核承气汤。方五十六。（后云，解外宜桂枝汤）

桃仁（五十个，去皮尖）　大黄（四两）　桂枝（二两，去皮）　甘草（二两，炙）　芒消（二两）

上五味，以水七升，煮取二升半，去滓，内芒消，更上火，微沸下火，先食温服五合，日三服，当微利。

邹鉴：见桂林古本《伤寒杂病论·卷第七·辨太阳病脉证并治中》。"桂枝（二两，去皮）"原文"桂枝（二两）"。"煮取二升半"原文为"煮四味，取二升"。

伤寒八九日，下之，胸满烦惊，小便不利，谵语，一身尽重，不可转侧者，柴胡加龙骨牡蛎汤主之。方五十七。

柴胡（四两）　龙骨　黄芩　生姜（切）　铅丹　人参　桂枝（去皮）　茯苓（各一两半）　半夏（二合半，洗）　大黄（二两）　牡蛎（一两半，熬）　大枣（六枚，擘）

上十二味，以水八升，煮取四升，内大黄，切如棋子，更煮一两沸，去滓，温服一升，本云柴胡汤，今加龙骨等。

邹鉴：见桂林古本《伤寒杂病论·卷第七·辨太阳病脉证并治中》。

"柴胡（四两）　龙骨　黄芩　生姜（切）　铅丹　人参　桂枝（去皮）　茯苓（各一两半）　半夏（二合半，洗）　大黄（二两）　牡蛎（一两半，熬）　大枣（六枚，擘）　上十二味，以水八升，煮取四升，内大黄，切如棋子，更煮一两沸，去滓，温服一升"原文为"柴胡四两　龙骨一两半　黄芩一两半　生姜一两半　人参一两半　桂枝一两半　茯苓一两半　半夏二合半　大黄二两　牡蛎一两半　大枣六枚（擘）　铅丹一两半　右十二味，以水八升，煮取四升，纳大黄，切如棋子，更煮一二沸，去滓，温服一升，日三服，夜一服"。

伤寒，腹满谵语，寸口脉浮而紧，此肝乘脾也，名曰纵，刺期门。五十八。

邹鉴：见桂林古本《伤寒杂病论·卷第七·辨太阳病脉证并治中》。原文："伤寒，腹满，谵语，寸口脉浮而紧，关上脉弦者，此肝乘脾也，名曰纵，刺期门"，此条与原文比较，缺"关上脉弦者"，原文正确，仅从"寸口脉浮而紧"是看不出"肝乘脾"的。

伤寒发热，啬啬恶寒，大渴欲饮水，其腹必满，自汗出，小便利，其病欲解，此肝乘肺也，名曰横，刺期门。五十九。

邹鉴：见桂林古本《伤寒杂病论·卷第七·辨太阳病脉证并治中》。"小便利，其病欲解，此肝乘肺也，名曰横，刺期门。五十九"原文为"小便不利，寸口脉浮而涩，关上弦急者，此肝乘肺也，名曰横，刺期门"。

太阳病，二日反躁，凡熨其背，而大汗出，大热入胃（一作二日内，烧瓦熨背，大汗出，火气入胃），胃中水竭，躁烦必发谵语。十余日振栗自下利者，此为欲解也。故其汗从腰以下不得汗，欲小便不得，反呕，欲失溲，足下恶风，大便鞕，小便当数，而反不数，及不多，大便已，头卓然而痛，其人足心必热，谷气下流故也。

邹鉴：见桂林古本《伤寒杂病论·卷第七·辨太阳病脉证并治中》。"反躁"原文为"烦躁"。"凡熨其背"原文为"反熨其背"。"大热入胃"原文为"火热入胃"。"及不多"原文为"反不多"。

太阳病中风，以火劫发汗，邪风被火热，血气流溢，失其常度。两阳相熏灼，其身发黄。阳盛则欲衄，阴虚小便难。阴阳俱虚竭，身体则枯燥，但头汗出，剂颈而还，腹满微喘，口干咽烂，或不大便，久则谵语，甚者至哕，手足躁扰，捻衣摸床。小便利者，其人可治。

邹鉴：见桂林古本《伤寒杂病论·卷第七·辨太阳病脉证并治中》。原文在"其人可治"后有"宜人参地黄龙骨牡蛎茯苓汤主之"。原文："人参地黄龙骨牡蛎茯苓汤方：人参三两　地黄半斤　龙骨三两　牡蛎四两　茯苓四两　右五味，以水一斗，煮取三升，分温三服。"

伤寒脉浮，医以火迫劫之，亡阳必惊狂，卧起不安者，桂枝去芍药加蜀漆牡蛎龙骨救逆汤主之。方六十。

桂枝（三两，去皮）　甘草（二两，炙）　生姜（三两，切）　大枣（十二枚，擘）　牡蛎（五两，熬）　蜀漆（三两，洗去腥）　龙骨（四两）

上七味，以水一斗二升，先煮蜀漆，减二升，内诸药，煮取三升，去滓，温服一升。本云桂枝汤，今去芍药，加蜀漆牡蛎龙骨。

邹鉴：见桂林古本《伤寒杂病论·卷第七·辨太阳病脉证并治中》。"方六十。桂枝（三两，去皮）　甘草（二两，炙）　生姜（三两，切）　大枣（十二枚，擘）　牡蛎（五两，熬）　蜀漆（三两，洗去腥）　龙骨（四两）　上七味，以水一斗二升，先煮蜀漆，减二升，内诸药，煮取三升，去滓，温服一升，本云桂枝汤，今去芍药，加蜀漆牡蛎龙骨"原文为"桂枝去芍药加牡蛎龙骨救逆汤主之。桂枝去芍药加牡蛎龙骨救逆汤方：桂枝三两　甘草二两（炙）　生姜三两（切）　大枣十二枚（劈）　牡蛎五两（熬）　龙骨四两　右六味，以水一斗二升，煮取三升，去滓，温服一升，日三服"。

形作伤寒，其脉不弦紧而弱。弱者必渴，被火必谵语。弱者发热脉浮，解之当汗出愈。

太阳病，以火熏之，不得汗，其人必躁，到经不解，必清血，名为火邪。

脉浮热甚，而反灸之，此为实，实以虚治，因火而动，必咽燥吐血。

微数之脉，慎不可灸，因火为邪，则为烦逆，追虚逐实，血散脉中，火气虽微，内攻有力，焦骨伤筋，血难复也。脉浮，宜以汗解，用火灸之，邪无从出，因火而盛，病从腰以下，必重而痹，名火逆也。欲自解者，必当先烦，烦乃有汗而解。何以知之？脉浮故知汗出解。

邹鉴：以上四条见桂林古本《伤寒杂病论·卷第七·辨太阳病脉证并治中》。"形作伤寒"原文为"形似伤寒"。"弱者发热脉浮"原文为"弱而发热脉浮者"。"而反灸之"原文为"反以火灸之"。"必咽燥吐血"原文为"必咽燥唾血"。

烧针令其汗，针处被寒，核起而赤者，必发奔豚。气从少腹上冲心者，灸其核上各一壮，与桂枝加桂汤，更加桂二两也。方六十一。

桂枝（五两，去皮）芍药（三两）　生姜（三两，切）　甘草（二两，炙）
大枣（十二枚，擘）

上五味，以水七升，煮取三升，去滓，温服一升，本云桂枝汤，今加桂
满五两，所以加桂者，以能泄奔豚气也。

邹鉴：见桂林古本《伤寒杂病论·卷第七·辨太阳病脉证并治中》。
"更加桂二两也。方六十一"原文无，为王叔和所加。"桂枝（五两，去
皮）"原文为"桂枝（五两）"。"大枣（十二枚，擘）"原文为"大枣（十
二枚，劈）"。"本云桂枝汤，今加桂满五两，所以加桂者，以能泄奔豚气
也"为王叔和所加，原文为"日三服"。

火逆下之，因烧针烦躁者，桂枝甘草龙骨牡蛎汤主之。方六十二。

桂枝（一两，去皮）　甘草（二两，炙）　牡蛎（二两，熬）　龙骨（二两）

上四味，以水五升，煮取二升半，去滓，温服八合，日三服。

邹鉴：见桂林古本《伤寒杂病论·卷第七·辨太阳病脉证并治中》。
"桂枝（一两，去皮）"原文为"桂枝（一两）"。"煮取二升半"原文为
"煮取三升"。"日三服"原文后接"甚者加人参三两"。

太阳伤寒者，加温针必惊也。

邹鉴：见桂林古本《伤寒杂病论·卷第七·辨太阳病脉证并治中》。

太阳病，当恶寒发热，今自汗出，反不恶寒发热，关上脉细数者，以医
吐之过也。一二日吐之者，腹中饥，口不能食；三四日吐之者，不喜糜粥，
欲食冷食，朝食暮吐。以医吐之所致也，此为小逆。

太阳病吐之，但太阳病当恶寒，今反不恶寒，不欲近衣，此为吐之内
烦也。

邹鉴：以上两条见桂林古本《伤寒杂病论·卷第七·辨太阳病脉证并
治中》。"以医吐之所致也，此为小逆"原文为"此为小逆。若不恶寒，又
不欲近衣者，此为内烦；皆医吐之所致也"。

病人脉数，数为热，当消谷引食，而反吐者，此以发汗，令阳气微，膈
气虚，脉乃数也。数为客热，不能消谷，以胃中虚冷，故吐也。

邹鉴：见桂林古本《伤寒杂病论·卷第七·辨太阳病脉证并治中》。
"当消谷引食，而反吐者"原文为"当消谷，今引食而反吐者"。"不能消
谷"原文为"故不能消谷"。

太阳病，过经十余日，心下温温欲吐，而胸中痛，大便反溏，腹微满，
郁郁微烦。先此时自极吐下者，与调胃承气汤。若不尔者，不可与。但欲

呕，胸中痛，微溏者，此非柴胡汤证，以呕故知极吐下也。调胃承气汤。六十三。（用前第三十三方）

邹鉴：见桂林古本《伤寒杂病论·卷第七·辨太阳病脉证并治中》。"而胸中痛"原文为"胸中痛"。"先此时自极吐下者"原文为"先其时自极吐下者"。"不可与"原文为"不可与之"。"但欲呕"原文为"若但欲呕"。"此非柴胡汤证，以呕故知极吐下也"原文为"此非柴胡证，所以然者，以呕故知极吐下也"。

太阳病六七日，表证仍在，脉微而沉，反不结胸，其人发狂者，以热在下焦，少腹当鞕满，小便自利者，下血乃愈。所以然者，以太阳随经，瘀热在里故也。抵当汤主之。方六十四。

水蛭（熬）　虻虫（各三十个，去翅足，熬）　桃仁（二十个，去皮尖）　大黄（三两，酒洗）

上四味，以水五升，煮取三升，去滓，温服一升，不下，更服。

邹鉴：见桂林古本《伤寒杂病论·卷第七·辨太阳病脉证并治中》。"水蛭（熬）　虻虫（各三十个，去翅足，熬）"原文为"水蛭三十个（熬）　虻虫三十个（去翅足熬）"。

太阳病身黄，脉沉结，少腹鞕，小便不利者，为无血也。小便自利，其人如狂者，血证谛也，抵当汤主之。六十五。（用前方）

邹鉴：见桂林古本《伤寒杂病论·卷第七·辨太阳病脉证并治中》。"用前方"原文为"方见前"。

伤寒有热，少腹满，应小便不利，今反利者，为有血也，当下之，不可余药，宜抵当丸。方六十六。

水蛭（二十个，熬）　虻虫（二十个，去翅足，熬）　桃仁（二十五个，去皮尖）　大黄（三两）

上四味，捣分四丸，以水一升，煮一丸，取七合服之，晬时当下血，若不下者更服。

太阳病，小便利者，以饮水多，必心下悸；小便少者，必苦里急也。

邹鉴：以上两见桂林古本《伤寒杂病论·卷第七·辨太阳病脉证并治中》。"大黄（三两）"原文为"大黄三两（酒洗）"。

辨太阳病脉证并治下第七

问曰：病有结胸，有脏结，其状何如？答曰：按之痛，寸脉浮，关脉沉，名曰结胸也。

邹鉴：桂林古本《伤寒杂病论》原文："问曰：病有脏结、有结胸，其状何如？师曰：寸脉浮，关脉小细沉紧者，名曰脏结也。按之痛，寸脉浮，关脉沉，名曰结胸也。"仲景提出了脏结病、结胸病，并从脉象加以区别。王叔和把脏结的脉象特征移到了下条，割裂了原文的完整性。

何谓脏结？答曰：如结胸状，饮食如故，时时下利，寸脉浮，关脉小细沉紧，名曰脏结。舌上白胎滑者，难治。

邹鉴：桂林古本《伤寒杂病论》原文："何谓脏结？师曰：脏结者，五脏各具，寒热攸分，宜求血分，虽有气结，皆血为之。假令肝脏结，则两胁痛而呕，脉沉弦而结者，宜吴茱萸汤。若发热不呕者，此为实，脉当沉弦而急，桂枝当归牡丹皮桃仁枳实汤主之。"脏结，五脏都有，辨别寒热，从血分论治，虽然有气结，都是血结所为。仲景以肝脏结为例，讨论了肝脏结的虚证和实证。并在此条下进一步讨论了五脏结的临床表现和治疗方法，王叔和都没有收录。而此条王叔和云脏结"如结胸状"，显然错误。

脏结无阳证，不往来寒热（一云，寒而不热），其人反静，舌上胎滑者，不可攻也。

邹鉴：桂林古本《伤寒杂病论》原文："脏结，无阳证，不往来寒热，其人反静，舌上苔滑者，不可攻也；饮食如故，时时下利，舌上白苔滑者，为难治。"

病发于阳，而反下之，热入因作结胸；病发于阴，而反下之（一作汗出），因作痞也。所以成结胸者，以下之太早故也。结胸者，项亦强，如柔痓状，下之则和，宜大陷胸丸方。方一。

大黄（半斤）　葶苈子（半升，熬）　芒消（半升）　杏仁（半升，去皮尖，熬黑）

上四味，捣筛二味，内杏仁、芒消，合研如脂，和散，取如弹丸一枚，别捣甘遂末一钱匕，白蜜二合，水二升，煮取一升，温顿服之，一宿乃下，如不下，更服，取下为效，禁如药法。

邹鉴：桂林古本《伤寒杂病论》原文："何谓结胸？师曰：病发于阳而反下之，热入于里，因作结胸。病发于阴，而早下之，因作痞。所以成结胸者，误下故也。结胸病，头项强，如柔痉状者，下之则和，宜大陷胸丸。大陷胸丸方：大黄半斤　葶苈半斤（熬）　芒硝半斤　杏仁半斤（去皮尖熬）右四味，捣筛二味，纳杏仁、芒硝，合研如脂，和散，取如弹丸一枚，别捣甘遂末一方寸匕，白蜜二合，水二升，煮取一升，去滓，温顿服之，一宿乃下，如不下，更服，取下为度，禁忌如药法。"对比本条，可以看出桂林古本的完美，而王叔和错漏很多，对后世形成了许多误导。

结胸证，其脉浮大者，不可下，下之则死。

结胸证悉具，烦躁者亦死。

邹鉴：以上两条与桂林古本《伤寒杂病论》原文相同。

太阳病，脉浮而动数，浮则为风，数则为热，动则为痛，数则为虚。头痛发热，微盗汗出，而反恶寒者，表未解也。医反下之，动数变迟，膈内拒痛（一云头痛即眩），胃中空虚，客气动膈，短气躁烦，心中懊憹，阳气内陷，心下因鞕，则为结胸，大陷胸汤主之。若不结胸，但头汗出，余处无汗，剂颈而还，小便不利，身必发黄。大陷胸汤。方二。

大黄（六两去皮）　芒消（一升）　甘遂（一钱匕）

上三味，以水六升，先煮大黄取二升，去滓，内芒消，煮一两沸，内甘遂末，温服一升，得快利止后服。

邹鉴："数则为虚"桂林古本《伤寒杂病论》原文无，前有"数则为热"又云"数则为虚"，显然是王叔和错误。

大陷胸汤方："大黄（六两去皮）　芒消（一升）　甘遂（一钱匕）上三味，以水六升，先煮大黄取二升，去滓，内芒消，煮一两沸，内甘遂末，温服一升，得快利止后服"原文为"大陷胸汤方：大黄六两　芒硝一升　甘遂一钱（匙）　右三味，以水六升，先煮大黄，取二升，去滓，纳芒硝，煮二沸，纳甘遂末，温服一升，得快利，止后服"。

"身必发黄。大陷胸汤。方二"原文为"身必发黄，五苓散主之。五苓散方：猪苓十八铢（去皮）　白术十八铢　泽泻一两六铢　茯苓十八铢　桂枝半两（去皮）　右五味，为散，更于臼中杵之，白饮和方寸匙服之，日三服，多饮暖水，汗出愈，发黄者，加茵陈蒿十分"。

伤寒六七日，结胸热实，脉沉而紧，心下痛，按之石鞕者，大陷胸汤主之。三。（用前第二方）

邹鉴："脉沉而紧"桂林古本《伤寒杂病论》原文为"脉沉紧而实"。"用前第二方"原文为"方见前"。

伤寒十余日，热结在里，复往来寒热者，与大柴胡汤。但结胸，无大热者，此为水结在胸胁也。但头微汗出者，大陷胸汤主之。四。（用前第二方）

大柴胡汤方

柴胡（半斤）　枳实（四枚，炙）　生姜（五两，切）　黄芩（三两）　芍药（三两）　半夏（半升，洗）　大枣（十二枚，擘）

上七味，以水一斗二升，煮取六升，去滓再煎；温服一升，日三服。一方加大黄二两，若不加，恐不名大柴胡汤。

邹鉴："用前第二方"桂林古本《伤寒杂病论》原文为"方见前"。"大枣（十二枚，擘）"原文为"大枣（十二枚，劈）"。原文有大黄二两，王叔和删，一如后世评论："一方加大黄二两，若不加，恐不名大柴胡汤。""上七味"原文为"右八味"。

太阳病，重发汗而复下之，不大便五六日，舌上燥而渴，日晡所小有潮热（一云日晡所发，心胸大烦），从心下至少腹鞕满，而痛不可近者，大陷胸汤主之。五。（用前第二方）

小结胸病，正在心下，按之则痛，脉浮滑者，小陷胸汤主之。方六。

黄连（一两）　半夏（半升，洗）　栝楼实（大者一枚）

上三味，以水六升，先煮栝楼，取三升，去滓，内诸药，煮取二升，去滓，分温三服。

邹鉴：以上两条，"用前第二方"桂林古本《伤寒杂病论》原文为"方见前"。"半夏（半升，洗）"原文为"半夏半升"。

太阳病，二三日，不能卧，但欲起，心下必结，脉微弱者，此本有寒分也。反下之，若利止，必作结胸；未止者，四日复下之，此作协热利也。

邹鉴："未止者，四日复下之，此作协热利也"桂林古本《伤寒杂病论》原文为"未止者，此作协热利也"。"四日复下之"原文无，患病已过二三日，本应解表而反下之，再言"四日复下之"，王叔和显然错误。

太阳病，下之，其脉促（一作纵），不结胸者，此为欲解也。脉浮者，必结胸。脉紧者，必咽痛。脉弦者，必两胁拘急。脉细数者，头痛未止。脉沉紧者，必欲呕。脉沉滑者，协热利。脉浮滑者，必下血。

邹鉴："下之"桂林古本《伤寒杂病论》原文为"下之后"。

病在阳，应以汗解之，反以冷水潠之若灌之，其热被劫不得去，弥更益烦，肉上粟起，意欲饮水，反不渴者，服文蛤散；若不差者，与五苓散。寒实结胸，无热证者，与三物小陷胸汤。（用前第六方）

白散亦可服。七。（一云与三物小白散）

文蛤散方

文蛤（五两）
上一味为散，以沸汤和一方寸匕服，汤用五合。

五苓散方

猪苓（十八铢，去黑皮）　白术（十八铢）　泽泻（一两六铢）　茯苓（十八铢）　桂枝（半两，去皮）
上五味为散，更于臼中治之，白饮和方寸匕服之，日三服，多饮暖水，汗出愈。

白散方

桔梗（三分）　巴豆（一分，去皮心，熬黑研如脂）　贝母（三分）
上三味为散，内巴豆，更于臼中杵之，以白饮和服，强人半钱匕，羸者减之。病在膈上必吐，在膈下必利，不利，进热粥一杯，利过不止，进冷粥一杯。身热皮粟不解，欲引衣自覆，若以水潠之、洗之，益令热却不得出，当汗而不汗则烦。假令汗出已，腹中痛，与芍药三两如上法。

邹鉴：本条桂林古本《伤寒杂病论》原文没有列五苓散与三物小陷胸汤。"用前第六方"原文为"五苓散小陷胸汤方俱见前"。文蛤散方原文组成："文蛤五两　麻黄三两　甘草三两　生姜三两　石膏五两　杏仁五十粒（去皮尖）　大枣十二枚（劈）　右七味，为散，以沸汤和一方寸匙，汤用五合，调服，假令汗出已，腹中痛者，与芍药三两。"白散方中："巴豆（一分，去皮心，熬黑研如脂）"原文为"巴豆（一分）"。"内巴豆"原文无。

"以水溴之、洗之，益令热却不得出，当汗而不汗则烦"，原文无，为王叔和所加。"假令汗出已，腹中痛，与芍药三两如上法"，为文蛤散方后注，且没有"如上法"。

太阳与少阳并病，头项强痛，或眩冒，时如结胸，心下痞鞕者，当刺大椎第一间，肺俞、肝俞，慎不可发汗；发汗则谵语，脉弦，五日谵语不止，当刺期门。八。

邹鉴："脉弦"桂林古本《伤寒杂病论》原文为"脉弦大"，少阳病脉弦，并太阳病脉弦大更合理。

妇人中风，发热恶寒，经水适来，得之七八日，热除而脉迟身凉，胸胁下满，如结胸状，谵语者，此为热入血室也，当刺期门，随其实而取之。九。

邹鉴："发热恶寒"桂林古本《伤寒杂病论》原文为"发热恶风"。"随其实而取之"原文为"随其实而泄之"。

妇人中风，七八日续得寒热，发作有时，经水适断者，此为热入血室，其血必结，故使如疟状，发作有时，小柴胡汤主之。方十。

柴胡（半斤）　黄芩（三两）　人参（三两）　半夏（半升，洗）　甘草（三两）　生姜（三两，切）　大枣（十二枚，擘）

上七味，以水一斗二升，煮取六升，去滓，再煎取三升，温服一升，日三服。

邹鉴："半夏（半升，洗）　甘草（三两）　生姜（三两，切）　大枣（十二枚，擘）"桂林古本《伤寒杂病论》原文为"半夏半升　甘草三两（炙）　生姜三两（切）　大枣十二枚（劈）"。

妇人伤寒，发热，经水适来，昼日明了，暮则谵语，如见鬼状者，此为热入血室，无犯胃气，及上二焦，必自愈。十一。

伤寒六七日，发热，微恶寒，支节烦疼，微呕，心下支结，外证未去者，柴胡桂枝汤主之。方十二。

桂枝（去皮）　黄芩（一两半）　人参（一两半）　甘草（一两，炙）　半夏（二合半，洗）　芍药（一两半）　大枣（六枚，擘）　生姜（一两半，切）　柴胡（四两）

上九味，以水七升，煮取三升，去滓，温服一升，本云人参汤，作如桂枝法，加半夏、柴胡、黄芩，复如柴胡法。今用人参作半剂。

邹鉴：以上两条，"桂枝（去皮）"桂林古本《伤寒杂病论》原文为

"桂枝一两半"。"半夏（二合半，洗）"原文为"半夏二合半"。"大枣（六枚，擘）"原文为"大枣六枚"。"本云人参汤，作如桂枝法，加半夏、柴胡、黄芩，复如柴胡法。今用人参作半剂"原文为"日三服"，添加内容可能为王叔和或后世所为。

伤寒五六日，已发汗而复下之，胸胁满微结，小便不利，渴而不呕，但头汗出，往来寒热心烦者，此为未解也，柴胡桂枝干姜汤主之。方十三。

柴胡（半斤） 桂枝（三两，去皮） 干姜（二两） 栝楼根（四两） 黄芩（三两） 牡蛎（二两，熬） 甘草（二两，炙）

上七味，以水一斗二升，煮取六升，去滓，再煎取三升，温服一升，日三服，初服微烦，复服汗出便愈。

邹鉴："桂枝（三两，去皮）"原文为"桂枝三两"。

伤寒五六日，头汗出，微恶寒，手足冷，心下满，口不欲食，大便鞕，脉细者，此为阳微结，必有表，复有里也，脉沉亦在里也。汗出为阳微，假令纯阴结，不得复有外证，悉入在里，此为半在里半在外也。脉虽沉紧，不得为少阴病。所以然者，阴不得有汗，今头汗出，故知非少阴也，可与小柴胡汤。设不了了者，得屎而解。十四。（用前第十方）

邹鉴："脉沉亦在里也"桂林古本《伤寒杂病论》原文为"脉沉者，亦在里也"。"脉虽沉紧"原文为"脉虽沉细"。"用前第十方"原文为"小柴胡汤见前"。

伤寒五六日，呕而发热者，柴胡汤证具，而以他药下之，柴胡证仍在者，复与柴胡汤。此虽已下之，不为逆，必蒸蒸而振，却发热汗出而解。若心下满而鞕痛者，此为结胸也，大陷胸汤主之。但满而不痛者，此为痞，柴胡不中与之，宜半夏泻心汤。方十五。

半夏（半升，洗） 黄芩 干姜 人参 甘草（炙，各三两） 黄连（一两）大枣（十二枚，擘）

上七味，以水一斗，煮取六升，去滓，再煎取三升，温服一升，日三服。须大陷胸汤者，方用前第二法。（一方用半夏一升）

邹鉴："半夏（半升，洗） 黄芩 干姜 人参 甘草（炙，各三两）黄连（一两） 大枣（十二枚，擘）"桂林古本《伤寒杂病论》原文为"半夏半升（洗） 黄芩三两 干姜三两 人参三两 甘草三两（炙） 黄连一两 大枣十二枚（劈）"。"须大陷胸汤者，方用前第二法"原文为"大陷胸汤见前"。

太阳少阳并病，而反下之，成结胸，心下鞕，下利不止，水浆不下，其人心烦。

邹鉴："心下鞕，下利不止"桂林古本《伤寒杂病论》原文为"心下必鞕，若下利不止"。

脉浮而紧，而复下之，紧反入里，则作痞，按之自濡，但气痞耳。

邹鉴："但气痞耳"桂林古本《伤寒杂病论》原文为"但气痞耳，小青龙汤主之。小青龙汤方：麻黄三两　芍药三两　细辛三两　干姜三两　甘草三两（炙）　桂枝三两　半夏半升　五味子半升　右八味，以水一斗，先煮麻黄减二升，去上沫，纳诸药，煮取三升，去滓，温服一升，日三服；若渴去半夏，加栝蒌根三两；若微利，若噎者，去麻黄，加附子一枚炮；若小便不利，少腹满者，去麻黄，加茯苓四两；若喘者，加杏仁半升，去皮尖。"

太阳中风，下利呕逆，表解者，乃可攻之。其人漐漐汗出，发作有时，头痛，心下痞鞕满，引胁下痛，干呕短气，汗出不恶寒者，此表解里未和也，十枣汤主之。方十六。

芫花（熬）　甘遂　大戟

上三味等分，各别捣为散，以水一升半，先煮大枣肥者十枚，取八合，去滓，内药末，强人服一钱匕，羸人服半钱，温服之，平旦服。若下少，病不除者，明日更服，加半钱，得快下利后，糜粥自养。

邹鉴："心下痞鞕满"桂林古本《伤寒杂病论》原文为"心下痞满"。"内药末，强人服一钱匕"原文为"纳药末，强人服一钱匙"。

太阳病，医发汗，遂发热恶寒，因复下之，心下痞，表里俱虚，阴阳气并竭。无阳则阴独，复加烧针，因胸烦，面色青黄，肤𥆧者，难治；今色微黄，手足温者，易愈。

邹鉴：与桂林古本《伤寒杂病论》原文相同。

心下痞，按之濡，其脉关上浮者，大黄黄连泻心汤主之。方十七。

大黄（二两）　黄连（一两）

上二味，以麻沸汤二升渍之，须臾绞去滓，分温再服。（臣亿等看详：大黄黄连泻心汤，诸本皆二味，又后附子泻心汤，用大黄、黄连、黄芩、附子，恐是前方中亦有黄芩，后但加附子也，故后云附子泻心汤。本云加附子也）

邹鉴：桂林古本《伤寒杂病论》原文："心下痞，按之濡，其脉关上浮大者，大黄黄连黄芩泻心汤主之。大黄黄连黄芩泻心汤方：大黄二两　黄连一两　黄芩一两　上三味，以麻沸汤二升渍之，须臾绞去滓，分温再服。"

心下痞，而复恶寒汗出者，附子泻心汤主之。方十八。

大黄（二两） 黄连（一两） 黄芩（一两） 附子（一枚，炮，去皮，破，别煮取汁）

上四味，切三味，以麻沸汤二升渍之，须臾绞去滓，内附子汁，分温再服。

本以下之，故心下痞，与泻心汤。痞不解，其人渴而口燥烦，小便不利者，五苓散主之。十九。一方云：忍之一日乃愈。（用前第七证方）

邹鉴：以上两条与桂林古本《伤寒杂病论》原文相同。

伤寒，汗出解之后，胃中不和，心下痞鞕，干噫食臭，胁下有水气，腹中雷鸣下利者，生姜泻心汤主之。方二十。

生姜（四两，切） 甘草（三两，炙） 人参（三两） 干姜（一两） 黄芩（三两） 半夏（半升，洗） 黄连（一两） 大枣（十二枚，擘）

上八味，以水一斗，煮取六升，去滓，再煎取三升，温服一升，日三服。附子泻心汤，本云加附子。半夏泻心汤、甘草泻心汤，同体别名耳。生姜泻心汤，本云理中人参黄芩汤，去桂枝、术，加黄连并泻肝法。

邹鉴："生姜（四两，切）"桂林古本《伤寒杂病论》原文为"生姜四两"。"半夏（半升，洗）"原文为"半夏半升"。"大枣（十二枚，擘）"原文为"大枣十二枚，劈"。

伤寒中风，医反下之，其人下利日数十行，谷不化，腹中雷鸣，心下痞鞕而满，干呕心烦不得安，医见心下痞，谓病不尽，复下之，其痞益甚，此非结热，但以胃中虚，客气上逆，故使鞕也，甘草泻心汤主之。方二十一。

甘草（四两，炙） 黄芩（三两） 干姜（三两） 半夏（半升，洗） 大枣（十二枚，擘） 黄连（一两）

上六味，以水一斗，煮取六升，去滓，再煎取三升，温服一升，日三服。（臣亿等谨按：上生姜泻心汤法，本云理中人参黄芩汤，今详泻心以疗痞，痞气因发阴而生，是半夏、生姜、甘草泻心三方，皆本于理中也，其方必各有人参。今甘草泻心汤中无者，脱落之也。又按《千金》并《外台秘要》，治伤寒䘌食用此方，皆有人参，知脱落无疑）

邹鉴：甘草泻心汤方桂林古本《伤寒杂病论》原文："甘草四两（炙） 黄芩三两 干姜三两 人参三两 半夏半升 黄连一两 大枣十二枚（劈） 右七味，以水一斗，煮取六升，去滓，再煎取三升，温服一升，日三服。"

伤寒服汤药，下利不止，心下痞鞕，服泻心汤已，复以他药下之，利不止，医以理中与之，利益甚。理中者，理中焦，此利在下焦，赤石脂禹余粮汤主之。复不止者，当利其小便。赤石脂禹余粮汤。方二十二。

赤石脂（一斤，碎）　太一禹余粮（一斤，碎）

上二味，以水六升，煮取二升，去滓，分温三服。

邹鉴：桂林古本《伤寒杂病论》原文："伤寒，服汤药下之，利不止，心下痞鞕，服泻心汤不已，复以他药下之，利益甚，医以理中与之，利仍不止；理中者，理中焦，此利在下焦故也，赤石脂禹余粮汤主之；复不止者，当利其小便。"

"下之，利不止"王叔和篡改为"下利不止"。"服泻心汤不已"王叔和篡改为"服泻心汤已"，一字之差，意思全变。"复以他药下之，利不止，医以理中与之，利益甚"，"利不止"与"利益甚"位置颠倒，改变了原文，王叔和再次错误。"煮取二升"原文为"煮取三升"。"此利在下焦"原文为"此利在下焦故也"。"太一禹余粮"原文为"太乙禹余粮"。

伤寒吐下后，发汗，虚烦，脉甚微，八九日心下痞鞕，胁下痛，气上冲咽喉，眩冒，经脉动惕者，久而成痿。

邹鉴：与桂林古本《伤寒杂病论》原文相同。

伤寒发汗，若吐若下，解后心下痞鞕，噫气不除者，旋覆代赭汤主之。方二十三。

旋覆花（三两）　人参（二两）　生姜（五两）　代赭（一两）　甘草（三两，炙）　半夏（半升，洗）　大枣（十二枚，擘）

上七味，以水一斗，煮取六升，去滓，再煎取三升。温服一升，日三服。

邹鉴："大枣（十二枚，擘）"原文为"大枣十二枚（劈）"。

下后不可更行桂枝汤，若汗出而喘，无大热者，可与麻黄杏子甘草石膏汤。方二十四。

麻黄（四两）　杏仁（五十个，去皮尖）　甘草（二两，炙）　石膏（半斤，碎，绵裹）

上四味，以水七升，先煮麻黄，减二升，去白沫，内诸药，煮取三升，去滓，温服一升。本云黄耳杯。

邹鉴：此条桂林古本《伤寒杂病论·辨太阳病脉证并治下》无，见桂林古本《辨太阳病脉证并治中》，为王叔和重复抄录。原文："发汗若下后，不可更行桂枝汤；汗出而喘，无大热者，可与麻黄杏仁甘草石膏汤。"

太阳病，外证未除，而数下之，遂协热而利，利下不止，心下痞鞕，表里不解者，桂枝人参汤主之。方二十五。

桂枝（四两，别切）　甘草（四两，炙）　白术（三两）　人参三两　干姜（三两）

上五味，以水九升，先煮四味，取五升，内桂，更煮取三升，去滓，温服一升，日再，夜一服。

邹鉴："桂枝（四两，别切）"桂林古本《伤寒杂病论》原文为"桂枝四两"。"内桂"原文为"纳桂枝"。"日再"原文为"日再服"。

伤寒大下后，复发汗，心下痞，恶寒者，表未解也。不可攻痞，当先解表，表解乃可攻痞。解表宜桂枝汤，攻痞宜大黄黄连泻心汤。二十六。（泻心汤用前第十七方）

邹鉴："表解乃可攻痞"桂林古本《伤寒杂病论》原文为"后攻其痞"。"攻痞宜大黄黄连泻心汤。二十六。（泻心汤用前第十七方）"原文为"攻痞宜大黄黄连黄芩泻心汤。（方见前）"。

伤寒发热，汗出不解，心中痞鞕，呕吐而下利者，大柴胡汤主之。二十七。（用前第四方）

邹鉴："心中痞鞕"桂林古本《伤寒杂病论》原文为"心下痞鞕"。"用前第四方"原文为"方见前"。

病如桂枝证，头不痛，项不强，寸脉微浮，胸中痞鞕，气上冲咽喉，不得息者，此为胸有寒也。当吐之，宜瓜蒂散。方二十八。

瓜蒂（一分，熬黄）　赤小豆（一分）

上二味，各别捣筛，为散已，合治之，取一钱匕，以香豉一合，用热汤七合，煮作稀糜，去滓，取汁和散，温顿服之。不吐者，少少加，得快吐乃止。诸亡血虚家，不可与瓜蒂散。

邹鉴："气上冲咽喉"原文为"气上咽喉"。"瓜蒂（一分，熬黄）"原文为"瓜蒂一分（熬）"。"取一钱匕"原文为"取一钱匙"。"不可与瓜蒂散"原文为"不可与"。

病胁下素有痞，连在脐傍，痛引少腹，入阴筋者，此名脏结，死。二十九。

邹鉴："连在脐傍"桂林古本《伤寒杂病论》原文"连在脐旁"。

伤寒若吐若下后，七八日不解，热结在里，表里俱热，时时恶风，大渴，舌上干燥而烦，欲饮水数升者，白虎加人参汤主之。方三十。

知母（六两）　石膏（一斤，碎）　甘草（二两，炙）　人参（二两）　粳米（六合）

上五味，以水一斗，煮米熟，汤成去滓，温服一升，日三服。此方立夏后立秋前乃可服，立秋后不可服。正月二月三月尚凛冷，亦不可与服之，与之则呕利而腹痛。诸亡血虚家亦不可与，得之则腹痛。利者但可温之，当愈。

邹鉴："此方立夏后立秋前乃可服，立秋后不可服。正月二月三月尚凛冷，亦不可与服之，与之则呕利而腹痛。诸亡血虚家亦不可与，得之则腹痛。利者但可温之，当愈。"桂林古本《伤寒杂病论》原文无。

伤寒无大热，口燥渴，心烦，背微恶寒者，白虎加人参汤主之。三十一。（用前方）

邹鉴："三十一。（用前方）"桂林古本《伤寒杂病论》原文"方见前"。

伤寒脉浮，发热无汗，其表不解，不可与白虎汤。渴欲饮水，无表证者，白虎加人参汤主之。三十二。（用前方）

邹鉴："不可与白虎汤"桂林古本《伤寒杂病论》原文为"当发汗，不可与白虎汤"。"渴欲饮水"原文为"渴欲饮"。"用前方"原文为"方见前"。

太阳少阳并病，心下鞕，颈项强而眩者，当刺大椎、肺俞、肝俞，慎勿下之。三十三。

邹鉴："慎勿下之"桂林古本《伤寒杂病论》原文为"慎不可下之，下之则痉"。

太阳与少阳合病，自下利者，与黄芩汤；若呕者，黄芩加半夏生姜汤主之。三十四。

黄芩汤方

黄芩（三两）　芍药（二两）　甘草（二两，炙）　大枣（十二枚，擘）

上四味，以水一斗，煮取三升，去滓，温服一升，日再，夜一服。

黄芩加半夏生姜汤方

黄芩（三两）　芍药（二两）　甘草（二两，炙）　大枣（十二枚，擘）　半夏

（半升，洗）　生姜（一两半，一方三两，切）

上六味，以水一升，煮取三升，去滓，温服一升，日再，夜一服。

邹鉴：两处"甘草（二两，炙）　大枣（十二枚，擘）"桂林古本《伤寒杂病论》原文均为"甘草二两　大枣十二枚（劈）"。两处"日再"原文均为"日再服"。黄芩加半夏生姜汤方中"生姜（一两半，一方三两，切）"原文为"生姜一两半"。

伤寒胸中有热，胃中有邪气，腹中痛，欲呕吐者，黄连汤主之。方三十五。

黄连（三两）　甘草（三两，炙）　干姜（三两）　桂枝（三两，去皮）　人参（二两）　半夏（半升，洗）　大枣（十二枚，擘）

上七味，以水一斗，煮取六升，去滓，温服，昼三夜二。疑非仲景方。

邹鉴："桂枝（三两，去皮）"桂林古本《伤寒杂病论》原文为"桂枝三两"。"大枣（十二枚，擘）"原文为"大枣十二枚（劈）"。"温服，昼三夜二"原文为"温服一升，日三服，夜三服"。

伤寒八九日，风湿相抟，身体疼烦，不能自转侧，不呕，不渴，脉浮虚而涩者，桂枝附子汤主之。若其人大便鞕（一云脐下心下鞕），小便自利者，去桂加白术汤主之。三十六。

桂枝附子汤方

桂枝（四两，去皮）　附子（三枚，炮，去皮，破）　生姜（三两，切）　大枣（十二枚，擘）　甘草（二两，炙）

上五味，以水六升，煮取二升，去滓，分温三服。

去桂加白术汤方

附子（三枚，炮，去皮，破）　白术（四两）　生姜（三两，切）　甘草（二两，炙）　大枣（十二枚，擘）

上五味，以水六升，煮取二升，去滓，分温三服。初一服，其人身如痹，半日许复服之，三服都尽，其人如冒状，勿怪，此以附子、术，并走皮内，逐水气未得除，故使之耳，法当加桂四两。此本一方二法：以大便鞕，小便自利，去桂也；以大便不鞕，小便不利，当加桂，附子三枚恐多也，虚弱家及产妇，宜减服之。

邹鉴：此条不见于桂林古本《伤寒杂病论·辨太阳病脉证并治下》，见桂林古本《伤寒杂病论·湿病脉证并治第九》。原文："伤寒八九日，风湿相搏，不能自转侧，不呕，不渴，脉浮虚而涩者，桂枝附子汤主之；若大便坚，小便自利者，白术附子汤主之。桂枝附子汤方：桂枝四两（去皮）　附子二枚（炮）　甘草二两（炙）　生姜三两（切）　大枣十二枚（劈）　右五味，以水六升，煮取三升，去滓，分温三服。白术附子汤方：白术一两　附子一枚（炮）　甘草二两（炙）　生姜一两半　大枣六枚（劈）　右五味，以水三升，煮取一升，去滓，分温三服，一服觉身痹，半日许再服，三服都尽，其人如冒状，勿怪，即术附并走皮中，逐水气，未得除耳。"

风湿相抟，骨节疼烦，掣痛不得屈伸，近之则痛剧，汗出短气，小便不利，恶风不欲去衣，或身微肿者，甘草附子汤主之。方三十七。

甘草（二两，炙）　附子（二枚，炮，去皮，破）　白术（二两）　桂枝（四两，去皮）

上四味，以水六升，煮取三升，去滓，温服一升，日三服。初服得微汗则解，能食，汗止复烦者，将服五合，恐一升多者，宜服六七合为始。

邹鉴：此条不见于桂林古本《伤寒杂病论·辨太阳病脉证并治下》，见桂林古本《伤寒杂病论·湿病脉证并治第九》。原文："风湿相搏，骨节疼烦，掣痛，不得屈伸，近之则痛剧，汗出，短气，小便不利，恶风，不欲去衣，或身微肿者，甘草附子汤主之。甘草附子汤方：甘草二两（炙）　附子二枚（炮去皮）　白术二两　桂枝四两　右四味，以水六升，煮取三升，去滓，温服一升，日三服。初服得微汗则解；能食，汗出，复烦者，服五合；恐一升多者，服六七合为佳。"

伤寒脉浮滑，此以表有热，里有寒，白虎汤主之。方三十八。

知母（六两）　石膏（一斤，碎）　甘草（二两，炙）　粳米（六合）

上四味，以水一斗，煮米熟，汤成去滓，温服一升，日三服。（臣亿等谨按：前篇云，热结在里，表里俱热者，白虎汤主之。又云其表不解，不可与白虎汤。此云脉浮滑，表有热，里有寒者，必表里字差矣。又阳明一证云，脉浮迟，表热里寒，四逆汤主之。又少阴一证云，里寒外热，通脉四逆汤主之，以此表里自差明矣。《千金翼》云白通汤，非也）

邹鉴："此以表有热，里有寒"桂林古本《伤寒杂病论》原文为"此以里有热，表无寒也"。

"臣亿等谨按：前篇云，热结在里，表里俱热者，白虎汤主之。又云其表不解，不可与白虎汤。此云脉浮滑，表有热，里有寒者，必表里字差矣。

又阳明一证云，脉浮迟，表热里寒，四逆汤主之。又少阴一证云，里寒外热，通脉四逆汤主之，以此表里自差明矣。"林亿所言极是，再一次证明了桂林古本的正确性。

伤寒脉结代，心动悸，炙甘草汤主之。方三十九。

甘草（四两，炙） 生姜（三两，切） 人参（二两） 生地黄（一斤） 桂枝（三两，去皮） 阿胶（二两） 麦门冬（半升，去心） 麻仁（半升） 大枣（三十枚，擘）

上九味，以清酒七升，水八升，先煮八味，取三升，去滓，内胶，烊消尽，温服一升，日三服。一名复脉汤。

邹鉴："生地黄（一斤） 桂枝（三两，去皮）"桂林古本《伤寒杂病论》原文为"生地黄半斤 桂枝三两"。"麦门冬（半升，去心）"原文为"麦门冬半升"。"大枣（三十枚，擘）"原文为"大枣十二枚，（擘）"。"水八升"原文无。"一名复脉汤"原文无。

脉按之来缓，时一止复来者，名曰结。又脉来动而中止，更来小数，中有还者反动，名曰结，阴也。脉来动而中止，不能自还，因而复动者，名曰代，阴也。得此脉者，必难治。

邹鉴：桂林古本《伤寒杂病论·辨太阳病脉证并治下》原文无此条，见于《平脉法第二》。原文："脉来缓，时一止复来者，名曰结……又脉来动而中止，更来小数，中有还者反动，名曰结阴也；脉来动而中止，不能自还，因而复动者，名曰代阴也；得此脉者，必难治。"

辨阳明病脉证并治第八

合四十四法，方一十首，一方附，并见阳明少阳合病法

问曰：病有太阳阳明，有正阳阳明，有少阳阳明，何谓也？答曰：太阳阳明者，脾约（一云络）是也；正阳阳明者，胃家实是也；少阳阳明者，发汗利小便已，胃中燥烦实，大便难是也。

邹鉴：与桂林古本《伤寒杂病论》原文同。"一云络"原文无。

阳明之为病，胃家实（一作寒）是也。

邹鉴：与桂林古本《伤寒杂病论》原文同。"一作寒"原文无。

问曰：何缘得阳明病？答曰：太阳病，若发汗，若下，若利小便，此亡津液，胃中干燥，因转属阳明。不更衣，内实，大便难者，此名阳明也。

邹鉴：与桂林古本《伤寒杂病论》原文同。

问曰：阳明病外证云何？答曰：身热，汗自出，不恶寒，反恶热也。

邹鉴：与桂林古本《伤寒杂病论》原文同。

问曰：病有得之一日，不发热而恶寒者，何也？答曰：虽得之一日，恶寒将自罢，即自汗出而恶热也。

邹鉴：与桂林古本《伤寒杂病论》原文同。

问曰：恶寒何故自罢？答曰：阳明居中，主土也，万物所归，无所复传，始虽恶寒，二日自止，此为阳明病也。

邹鉴：与桂林古本《伤寒杂病论》原文同。

本太阳，初得病时，发其汗，汗先出不彻，因转属阳明也。伤寒发热，无汗，呕不能食，而反汗出濈濈然者，是转属阳明也。

邹鉴："本太阳"桂林古本《伤寒杂病论》原文为"本太阳病"。

伤寒三日，阳明脉大。

邹鉴：桂林古本《伤寒杂病论》原文"伤寒三日，阳明脉大者，此为不传也。"王叔和遗漏"此为不传也"。

伤寒脉浮而缓，手足自温者，是为系在太阴。太阴者，身当发黄，若小便自利者，不能发黄。至七八日大便鞕者，为阳明病也。

邹鉴：与桂林古本《伤寒杂病论》原文同。

伤寒转系阳明者，其人濈然微汗出也。

邹鉴："伤寒转系阳明者"桂林古本《伤寒杂病论》原文为"伤寒转属阳明者"。

阳明中风，口苦咽干，腹满微喘，发热恶寒，脉浮而紧，若下之，则腹满小便难也。

邹鉴："发热恶寒，脉浮而紧"桂林古本《伤寒杂病论》原文为"发热恶风，脉浮而缓"。

阳明病，若能食，名中风；不能食，名中寒。

邹鉴：与桂林古本《伤寒杂病论》原文同。

阳明病，若中寒者，不能食，小便不利，手足濈然汗出，此欲作固瘕，必大便初鞕后溏。所以然者，以胃中冷，水谷不别故也。

邹鉴：与桂林古本《伤寒杂病论》原文同。

阳明病，初欲食，小便反不利，大便自调，其人骨节疼，翕翕如有热状，奄然发狂，濈然汗出而解者，此水不胜谷气，与汗共并，脉紧则愈。

邹鉴："小便反不利"原文为"小便不利"。"脉紧则愈"原文为"脉小则愈"。脉紧，桂林古本《伤寒杂病论·平脉法第一》云："紧则为寒"，脉小正确。"翕翕如有热状"原文为"翕翕然如有热状"。

阳明病，欲解时，从申至戌上。

邹鉴：与桂林古本《伤寒杂病论》原文同。

阳明病，不能食，攻其热必哕。所以然者，胃中虚冷故也。以其人本虚，攻其热必哕。

邹鉴：桂林古本《伤寒杂病论》原文："阳明病，不能食，攻其热必哕，所以然者，其人本虚，胃中冷故也。"

阳明病，脉迟，食难用饱，饱则微烦头眩，必小便难，此欲作谷瘅，虽下之，腹满如故。所以然者，脉迟故也。

邹鉴："谷瘅"桂林古本《伤寒杂病论》原文为"谷疸"。

阳明病，法多汗，反无汗，其身如虫行皮中状者，此以久虚故也。

　　邹鉴：与桂林古本《伤寒杂病论》原文同。

　　阳明病，反无汗，而小便利，二三日呕而咳，手足厥者，必苦头痛。若不咳不呕，手足不厥者，头不痛。（一云冬阳明）

　　邹鉴：与桂林古本《伤寒杂病论》原文同。"一云冬阳明"原文无。

　　阳明病，但头眩不恶寒，故能食而咳，其人咽必痛。若不咳者，咽不痛。（一云冬阳明）

　　邹鉴：桂林古本《伤寒杂病论》原文："阳明病，但头眩，不恶寒，故能食；若咳者，其人必咽痛；不咳者，咽不痛。""一云冬阳明"原文无。

　　阳明病，无汗，小便不利，心中懊憹者，身必发黄。

　　阳明病，被火，额上微汗出，而小便不利者，必发黄。

　　邹鉴：以上两条与桂林古本《伤寒杂病论》原文同。

　　阳明病，脉浮而紧者，必潮热，发作有时，但浮者，必盗汗出。

　　邹鉴："脉浮而紧者"原文为"脉浮而大者"。"必盗汗出"原文为"必自汗出"。

　　阳明病，口燥但欲漱水，不欲咽者，此必衄。

　　邹鉴：与桂林古本《伤寒杂病论》原文同。

　　阳明病，本自汗出，医更重发汗，病已差，尚微烦不了了者，此必大便鞭故也。以亡津液，胃中干燥，故令大便鞭。当问其小便日几行，若本小便日三四行，今日再行，故知大便不久出。今为小便数少，以津液当还入胃中，故知不久必大便也。

　　邹鉴："今日再行，故知大便不久出。今为小便数少，以津液当还入胃中，故知不久必大便也"桂林古本《伤寒杂病论》原文为"今日再行，则知大便不久必出。所以然者，以小便数少，津液当还入胃中，故知不久必大便也"。

　　伤寒呕多，虽有阳明证，不可攻之。

　　阳明病，心下鞭满者，不可攻之。攻之利遂不止者死，利止者愈。

　　邹鉴："阳明病"桂林古本《伤寒杂病论》原文为"阳明证"。

　　阳明病，面合色赤，不可攻之，必发热。色黄者，小便不利也。

　　邹鉴：原文："阳明证，眼合色赤，不可攻之，攻之必发热，色黄者，小便不利也。"

　　桂林古本《伤寒杂病论》原文为"眼合色赤"，王叔和改为"面合色赤"，"眼合"即眼睑，而"面合"则成为面色相合，于理不通。结合下文

"色黄者"，显然不是指面色。"必发热"原文为"攻之必发热"。

阳明病，不吐不下，心烦者，可与调胃承气汤。方一。

甘草（二两，炙）　芒消（半升）　大黄（四两，清酒洗）

上三味，切，以水三升，煮二物至一升，去滓，内芒消，更上微火一二沸，温顿服之，以调胃气。

邹鉴："方一"为王叔和所加，原文为"调胃承气汤"。"大黄（四两，清酒洗）"桂林古本《伤寒杂病论》原文为"大黄（四两，酒洗）"。"以调胃气"原文无，可能为王叔和所加。

阳明病，脉迟，虽汗出不恶寒者，其身必重，短气，腹满而喘，有潮热者，此外欲解，可攻里也。手足濈然汗出者，此大便已鞕也，大承气汤主之。若汗多，微发热恶寒者，外未解也（一法与桂枝汤），其热不潮，未可与承气汤。若腹大满不通者，可与小承气汤，微和胃气，勿令至大泄下。大承气汤。方二。

大黄（四两，酒洗）　厚朴（半斤，炙，去皮）　枳实（五枚，炙）　芒消（三合）

上四味，以水一斗，先煮二物，取五升，去滓，内大黄，更煮取二升，去滓，内芒消，更上微火一两沸，分温再服，得下，余勿服。

小承气汤方

大黄（四两）　厚朴（二两，炙，去皮）　枳实（三枚，大者，炙）

上三味，以水四升，煮取一升二合，去滓，分温二服。初服汤当更衣，不尔者，尽饮之，若更衣者，勿服之。

邹鉴："脉迟"桂林古本《伤寒杂病论》原文为"脉实"，脉迟为虚，为寒，不可以用攻下法。"虽汗出不恶寒者"桂林古本《伤寒杂病论》原文为"虽汗出，而不恶热者"，如果不恶寒，不会出现身必重，短气，腹满而喘，有潮热等症状，所以不恶热正确。"与桂枝汤"桂林古本《伤寒杂病论》原文无。"其热不潮"原文为"其热不潮者"。

"大承气汤。方二"桂林古本《伤寒杂病论》原文为"大承气汤方"，"方二"为王叔和所加。

小承气汤方中"大黄（四两）"桂林古本《伤寒杂病论》原文为"大黄四两（酒洗）"。"枳实（三枚，大者，炙）"原文为"枳实三枚（炙）"。"分温二服"原文为"分温再服"。"初服汤当更衣，不尔者，尽饮之，若更衣者，勿服之"桂林古本《伤寒杂病论》原文为"初服更衣者，停后服，不尔者，尽饮之"。

阳明病，潮热，大便微鞭者，可与大承气汤；不鞭者，不可与之。若不大便六七日，恐有燥屎，欲知之法，少与小承气汤，汤入腹中，转失气者，此有燥屎也，乃可攻之。若不转失气者，此但初头鞭，后必溏，不可攻之，攻之必胀满不能食也。欲饮水者，与水则哕。其后发热者，必大便复鞭而少也，以小承气汤和之。不转失气者，慎不可攻也。小承气汤。三。（用前第二方）

邹鉴："可与大承气汤"原文为"可以大承气汤"。"小承气汤。三。（用前第二方）"原文为"方见前"。

夫实则谵语，虚则郑声。郑声者，重语也。直视谵语，喘满者死，下利者亦死。

邹鉴："夫实则谵语，虚则郑声"原文为"阳明病，实则谵语，虚则郑声"。

发汗多，若重发汗者，亡其阳。谵语，脉短者死，脉自和者不死。

邹鉴："发汗多，若重发汗者，亡其阳"原文为"阳明病，发汗多，若重发汗，以亡其阳"。

伤寒若吐若下后不解，不大便五六日，上至十余日，日晡所发潮热，不恶寒，独语如见鬼状。若剧者，发则不识人，循衣摸床，惕而不安（一云顺衣妄撮，怵惕不安），微喘直视，脉弦者生，涩者死。微者，但发热谵语者，大承气汤主之。若一服利，则止后服。四。（用前第二方）

邹鉴："一云顺衣妄撮，怵惕不安"原文无，为后世所篡。"若一服利，则止后服。四。（用前第二方）"桂林古本《伤寒杂病论》原文无，原文为"方见前"。

阳明病，其人多汗，以津液外出，胃中燥，大便必鞭，鞭则谵语，小承气汤主之。若一服谵语止者，更莫复服。五。（用前第二方）

邹鉴："若一服谵语止者，更莫复服。五。（用前第二方）"桂林古本《伤寒杂病论》原文无，原文为"方见前"。

阳明病，谵语发潮热，脉滑而疾者，小承气汤主之。因与承气汤一升，腹中转气者，更服一升，若不转者，勿更与之。明日又不大便，脉反微涩者，里虚也，为难治，不可更与承气汤也。六。（用前第二方）

邹鉴："因与承气汤一升，腹中转气者，更服一升，若不转气者，勿更与之。明日又不大便，脉反微涩者，里虚也，为难治，不可更与承气汤也。六。（用前第二方）"原文为"阳明病，服承气汤后，不转失气，明日又不大便，脉反微涩者，里虚也，为难治，不可更与承气汤也"。

阳明病，谵语有潮热，反不能食者，胃中必有燥屎五六枚也。若能食者，但鞕耳，宜大承气汤下之。七。（用前第二方）

邹鉴："七。（用前第二方）"原文为"方见前"。

阳明病，下血谵语者，此为热入血室，但头汗出者，刺期门，随其实而泻之，濈然汗出则愈。

邹鉴：与桂林古本《伤寒杂病论》原文同。

汗（一作卧）出谵语者，以有燥屎在胃中，此为风也，须下者，过经乃可下之。下之若早，语言必乱，以表虚里实故也。下之愈，宜大承气汤。八。（用前第二方，一云大柴胡汤）

邹鉴："汗（一作卧）出谵语者"原文为"阳明病，汗出，谵语者"。"此为风也，须下者，过经乃可下之"原文为"此为实也，须过经乃可下之"。"下之愈，宜大承气汤"原文为"下之宜大承气汤"。"八。（用前第二方，一云大柴胡汤）"原文为"方见前"。

伤寒四五日，脉沉而喘满，沉为在里，而反发其汗，津液越出，大便为难，表虚里实，久则谵语。

邹鉴：与桂林古本《伤寒杂病论》原文同。

三阳合病，腹满身重，难以转侧，口不仁，面垢（又作枯，一云向经），谵语遗尿，发汗则谵语，下之则额上生汗，手足逆冷。若自汗出者，白虎汤主之。方九。

知母（六两）　石膏（一斤，碎）　甘草（二两，炙）　粳米（六合）

上四味，以水一斗，煮米熟，汤成去滓。温服一升，日三服。

邹鉴：桂林古本《伤寒杂病论》原文："三阳合病，腹满，身重，难以转侧，口不仁面垢，若发汗则谵语，遗尿，下之，则手足逆冷，额上出汗；若自汗者，宜白虎汤；自利者，宜葛根黄连黄芩甘草汤。"

"谵语遗尿，发汗则谵语"与桂林古本《伤寒杂病论》原文比较，原文更合理。王叔和遗漏了"自利者，宜葛根黄连黄芩甘草汤。""石膏（一斤，碎）"原文为"石膏一斤，碎（棉裹）"。

二阳并病，太阳证罢，但发潮热，手足漐漐汗出，大便难而谵语者，下之则愈，宜大承气汤。十。（用前第二方）

邹鉴："十。（用前第二方）"桂林古本《伤寒杂病论》原文为"方见前"。

阳明病，脉浮而紧，咽燥口苦，腹满而喘，发热汗出，不恶寒反恶热，身重。若发汗则躁，心愦愦（公对切），反谵语。若加温针，必怵惕烦躁不得眠。若下之，则胃中空虚，客气动膈，心中懊憹，舌上胎者，栀子豉汤主之。方十一。

肥栀子（十四枚，擘）　香豉（四合，绵裹）

上二味，以水四升，煮栀子，取二升半，去滓，内豉，更煮取一升半，去滓。分二服，温进一服，得快吐者，止后服。

邹鉴："脉浮而紧"桂林古本《伤寒杂病论》原文为"脉浮而大"，原文正确，这是因为"紧"为寒，而此证为阳明病热证。"舌上胎者"原文为"舌上苔者"。

"方十一"为王叔和所加。"肥栀子（十四枚，擘）"桂林古本《伤寒杂病论》原文为"栀子十四枚（劈）"。

"上二味，以水四升，煮栀子，取二升半，去滓，内豉"原文为"上二味，以水四升，先煮栀子取二升半，去滓，纳香豉"。

若渴欲饮水，口干舌燥者，白虎加人参汤主之。方十二。

知母（六两）　石膏（一斤，碎）　甘草（二两，炙）　粳米（六合）　人参（三两）

上五味，以水一斗，煮米熟，汤成去滓，温服一升，日三服。

邹鉴："若渴欲饮水"原文为"阳明病，渴欲饮水"。"方十二"为王叔和所加。

若脉浮发热，渴欲饮水，小便不利者，猪苓汤主之。方十三。

猪苓（去皮）　茯苓　泽泻　阿胶　滑石（碎，各一两）

上五味，以水四升，先煮四味，取二升，去滓，内阿胶烊消，温服七合，日三服。

邹鉴："若脉浮发热"桂林古本《伤寒杂病论》原文为"阳明病，脉浮，发热"。"方十三"为王叔和所加。

阳明病，汗出多而渴者，不可与猪苓汤，以汗多胃中燥，猪苓汤复利其小便故也。

脉浮而迟，表热里寒，下利清谷者，四逆汤主之。方十四。

甘草（二两，炙）　干姜（一两半）　附子（一枚，生用，去皮，破八片）

上三味，以水三升，煮取一升二合，去滓，分温二服。强人可大附子一枚，干姜三两。

邹鉴："脉浮而迟"桂林古本《伤寒杂病论》原文为"阳明病，脉浮而迟"。"方十四"为王叔和所加。

四逆汤桂林古本《伤寒杂病论》原文方为四味，王叔和缺"人参二两"。原文无"强人可大附子一枚，干姜三两"，为王叔和所加。

若胃中虚冷，不能食者，饮水则哕。

邹鉴：桂林古本《伤寒杂病论》原文："阳明病，胃中虚冷，不能食者，不可与水饮之，饮则必哕。"

脉浮发热，口干鼻燥，能食者则衄。

邹鉴：桂林古本《伤寒杂病论》原文："阳明病，脉浮，发热，口干，鼻燥，能食者，衄。"

阳明病，下之，其外有热，手足温，不结胸，心中懊憹，饥不能食，但头汗出者，栀子豉汤主之。十五。（用前第十一方）

邹鉴："十五。（用前第十一方）"桂林古本《伤寒杂病论》原文为"方见前"。

阳明病，发潮热，大便溏，小便自可，胸胁满不去者，与小柴胡汤。方十六。

柴胡（半斤） 黄芩（三两） 人参（三两） 半夏（半升，洗） 甘草（三两，炙） 生姜（三两，切） 大枣（十二枚，擘）

上七味，以水一斗二升，煮取六升，去滓，再煎取三升。温服一升，日三服。

邹鉴："半夏（半升，洗）"原文为"半夏半升"。"大枣（十二枚，擘）"原文为"大枣十二枚，劈"。"方十六"为王叔和所加。

阳明病，胁下鞕满，不大便而呕，舌上白胎者，可与小柴胡汤。上焦得通，津液得下，胃气因和，身濈然汗出而解。十七。（用上方）

邹鉴："身濈然汗出解也"桂林古本《伤寒杂病论》原文为"身濈然汗出而解也"。"十七。（用上方）"原文为"方见上"。

阳明中风，脉弦浮大而短气，腹都满，胁下及心痛，久按之气不通，鼻干不得汗，嗜卧，一身及目悉黄，小便难，有潮热，时时哕，耳前后肿，刺之小差，外不解，病过十日，脉续浮者，与小柴胡汤。十八。（用上方）

脉但浮，无余证者，与麻黄汤。若不尿，腹满加哕者，不治。麻黄汤。

方十九。

麻黄（三两，去节）　桂枝（二两，去皮）　甘草（一两，炙）　杏仁（七十个，去皮尖）

上四味，以水九升，煮麻黄，减二升，去白沫，内诸药，煮取二升半，去滓。温服八合，覆取微似汗。

邹鉴："十八。（用上方）"桂林古本《伤寒杂病论》原文为"小柴胡汤见上"。"方十九"为王叔和所加。"去白沫"原文为"去上沫"。"覆取微似汗"原文为"覆取微似汗，不须啜粥，余如桂枝法将息"。

阳明病，自汗出，若发汗，小便自利者，此为津液内竭，虽鞭不可攻下之，当须自欲大便，宜蜜煎导而通之。若土瓜根及与大猪胆汁，皆可为导。二十。

蜜煎方

食蜜（七合）

上一味，于铜器内，微火煎，当须凝如饴状，搅之勿令焦着，欲可丸，并手捻作挺，令头锐，大如指，长二寸许。当热时急作，冷则鞭。以内谷道中，以手急抱，欲大便时乃去之。仲景意，已试甚良。

邹鉴："虽鞭不可攻之"原文为"便虽鞭不可攻之"。"土瓜根"原文为"王瓜根"。此条之前王叔和遗漏了"动作头痛，短气，有潮热者，属阳明也，白蜜煎主之"。"蜜煎方"原文为"蜜煎导方"。"蜜煎导方"的用法原文为"右一味，纳铜器中，微火煎之，稍凝如饴状，搅之勿令焦著，可丸时，并手捻作挺，令头锐，大如指，长二寸许，当热时急作，冷则鞭，纳谷道中，以手紧抱，欲大便时乃去之"。

又大猪胆一枚，泻汁，和少许法醋，以灌谷道内，如一食顷，当大便出宿食恶物，甚效。

邹鉴：原文："猪胆汁方：大猪胆一枚，右一味，泄汁，和醋少许，灌谷道中，如一食顷，当大便出宿食甚多。""恶物，甚效"为王叔和所加。

阳明病，脉迟，汗出多，微恶寒者，表未解也，可发汗，宜桂枝汤。二十一。

桂枝（三两，去皮）　芍药（三两）　生姜（三两）　甘草（二两，炙）　大枣（十二枚，擘）

上五味，以水七升，煮取三升，去滓，温服一升，须臾啜热稀粥一升，以助药力取汗。

邹鉴："二十一"为王叔和所加。"大枣（十二枚，擘）"原文为"大枣十二枚，劈"。"取汗"桂林古本《伤寒杂病论》原文为"覆取微似汗"。

阳明病，脉浮，无汗而喘者，发汗则愈，宜麻黄汤。二十二。（用前第十九方）

邹鉴："二十二。用前第十九方"桂林古本《伤寒杂病论》原文为"方见前"。

阳明病，发热汗出者，此为热越，不能发黄也。但头汗出，身无汗，剂颈而还，小便不利，渴引水浆者，此为瘀热在里，身必发黄，茵陈蒿汤主之。方二十三。

茵陈蒿（六两）　栀子（十四枚，擘）　大黄（二两，去皮）

上三味，以水一斗二升，先煮茵陈，减六升，内二味，煮取三升，去滓，分三服。小便当利，尿如皂荚汁状，色正赤，一宿腹减，黄从小便去也。

邹鉴："方二十三"为王叔和所加。"栀子（十四枚，擘）"桂林古本《伤寒杂病论》原文为"栀子十四枚（劈）"。"一宿腹减"原文为"一宿病减"。

阳明证，其人喜忘者，必有蓄血。所以然者，本有久瘀血，故令喜忘。屎虽鞭，大便反易，其色必黑者，宜抵当汤下之。方二十四。

水蛭（熬）　虻虫（去翅足，熬，各三十个）　大黄（三两，酒洗）　桃仁（二十个，去皮尖及两人者）

上四味，以水五升，煮取三升，去滓，温服一升，不下更服。

邹鉴："喜"桂林古本《伤寒杂病论》原文为"善"。"方二十四"原文为"抵当汤方"。"水蛭（熬）　虻虫（去翅足，熬，各三十个）"原文为"水蛭三十个　虻虫三十个（去翅足）"。"桃仁（二十个，去皮尖及两人者）"原文为"桃仁二十个（去皮尖）"。

阳明病，下之，心中懊憹而烦，胃中有燥屎者，可攻。腹微满，初头鞭，后必溏，不可攻之。若有燥屎者，宜大承气汤。方二十五。（用前第二方）

邹鉴："初头鞭，后必溏"原文为"大便初鞭后溏者"。"用前第二方"原文为"方见前"。

病人不大便五六日，绕脐痛，烦躁，发作有时者，此有燥屎，故使不大便也。

病人烦热，汗出则解，又如疟状，日晡所发热者，属阳明也。脉实者，宜下之；脉浮虚者，宜发汗。下之与大承气汤，发汗宜桂枝汤。二十六。（大承气汤用前第二方，桂枝汤用前第二十一方）

邹鉴："脉浮虚者"桂林古本《伤寒杂病论》原文为"脉浮大者"。"二十六。（大承气汤用前第二方，桂枝汤用前第二十一方）"为王叔和所加，原文为"方见前"。

大下后，六七日不大便，烦不解，腹满痛者，此有燥屎也。所以然者，本有宿食故也，宜大承气汤。二十七。（用前第二方）

邹鉴："用前第二方"桂林古本《伤寒杂病论》原文为"方见前"。

病人小便不利，大便乍难乍易，时有微热，喘冒（一作怫郁）不能卧者，有燥屎也，宜大承气汤。二十八。（用前第二方）

邹鉴："喘冒（一作怫郁）不能卧者"桂林古本《伤寒杂病论》原文为"喘息不能卧者"。"二十八。（用前第二方）"原文为"方见前"。

食谷欲呕，属阳明也，吴茱萸汤主之。得汤反剧者，属上焦也。吴茱萸汤。方二十九。

吴茱萸（一升，洗）　人参（三两）　生姜（六两，切）　大枣（十二枚，擘）

上四味，以水七升，煮取二升，去滓，温服七合，日三服。

邹鉴：桂林古本《伤寒杂病论》原文："食谷欲呕者，属阳明也，吴茱萸汤主之。得汤反剧者，属上焦也，小半夏汤主之。"王叔和遗漏了小半夏汤。"方二十九"为王叔和所加。"吴茱萸（一升，洗）"原文为"吴茱萸（一升）"。"大枣（十二枚，擘）"原文为"大枣十二枚（劈）"。

太阳病，寸缓关浮尺弱，其人发热汗出，复恶寒，不呕，但心下痞者，此以医下之也。如其不下者，病人不恶寒而渴者，此转属阳明也。小便数者，大便必鞕，不更衣十日，无所苦也。渴欲饮水，少少与之，但以法救之。渴者，宜五苓散。方三十。

猪苓（去皮）　白术　茯苓（各十八铢）　泽泻（一两六铢）　桂枝（半两，去皮）

上五味，为散，白饮和服方寸匕，日三服。

邹鉴："如其不下者"原文为"如其未下"。"渴者"原文为"渴而饮水多小便不利者"。"方三十"为王叔和所加。"猪苓（去皮）　白术　茯苓（各十八铢）"桂林古本《伤寒杂病论》原文为"猪苓八十铢　白术八十铢茯苓八十铢"。五苓散用法之后,王叔和遗漏了"发黄者,加茵陈蒿十分"。

脉阳微而汗出少者,为自和(一作如)也,汗出多者,为太过。阳脉实,因发其汗,出多者,亦为太过。太过者,为阳绝于里,亡津液,大便因鞭也。

脉浮而芤,浮为阳,芤为阴,浮芤相抟,胃气生热,其阳则绝。

邹鉴:"一作如"桂林古本《伤寒杂病论》原文无。"浮芤相抟"原文为"浮芤相搏"。

趺阳脉浮而涩,浮则胃气强,涩则小便数,浮涩相抟,大便则鞭,其脾为约,麻子仁丸主之。方三十一。

麻子仁(二升) 芍药(半斤) 枳实(半斤,炙) 大黄(一斤,去皮) 厚朴(一斤,炙,去皮) 杏仁(一升,去皮尖,熬,别作脂)

上六味,蜜和丸如梧桐子大,饮服十丸,日三服,渐加,以知为度。

邹鉴:"浮涩相抟"原文为"浮数相搏"。"厚朴(一斤,炙,去皮)杏仁(一升,去皮尖,熬,别作脂)"原文为"厚朴一只(炙)杏仁一升(去皮尖)"。"蜜和丸"原文为"蜜为丸"。

太阳病三日,发汗不解,蒸蒸发热者,属胃也,调胃承气汤主之。三十二。(用前第一方)

邹鉴:"太阳病三日"桂林古本《伤寒杂病论》原文为"太阳病二日"。"属胃也"原文为"属阳明也"。"三十二。(用前第一方)"原文为"方见前"。

伤寒吐后,腹胀满者,与调胃承气汤。三十三。(用前第一方)

邹鉴:"三十三。(用前第一方)"原文为"方见前"。

太阳病,若吐若下若发汗后,微烦,小便数,大便因鞭者,与小承气汤和之,愈。三十四。(用前第二方)

邹鉴:"三十四。(用前第二方)"原文为"方见前"。

得病二三日,脉弱,无太阳柴胡证,烦躁,心下鞭,至四五日,虽能食,以小承气汤,少少与,微和之,令小安,至六日,与承气汤一升。若不大便六七日,小便少者,虽不受食(一云不大便),但初头鞭,后必溏,未定成鞭,攻之必溏;须小便利,屎定鞭,乃可攻之,宜大承气汤。三十五。(用前第二方)

邹鉴:"与承气汤一升"桂林古本《伤寒杂病论》原文为"与小承气汤

一升"。"虽不受食（一云不大便）"原文为"虽不大便"。"三十五。（用前第二方）"原文为"方见前"。

伤寒六七日，目中不了了，睛不和，无表里证，大便难，身微热者，此为实也，急下之，宜大承气汤。三十六。（用前第二方）

邹鉴："三十六。（用前第二方）"桂林古本《伤寒杂病论》原文为"方见前"。

阳明病，发热汗多者，急下之，宜大承气汤。三十七。（用前第二方，一云大柴胡汤）

邹鉴："三十七。（用前第二方，一云大柴胡汤）"桂林古本《伤寒杂病论》原文为"方见前"。

发汗不解，腹满痛者，急下之，宜大承气汤。三十八。（用前第二方）

邹鉴："三十八。（用前第二方）"桂林古本《伤寒杂病论》原文为"方见前"。

腹满不减，减不足言，当下之，宜大承气汤。三十九。（用前第二方）

邹鉴："三十九。（用前第二方）"桂林古本《伤寒杂病论》原文为"方见前"。

阳明少阳合病，必下利，其脉不负者，为顺也。负者，失也，互相克贼，名为负也。脉滑而数者，有宿食也，当下之，宜大承气汤。四十。（用前第二方）

邹鉴："互相克贼"桂林古本《伤寒杂病论》原文为"互相克责"。"四十。（用前第二方）"原文为"方见前"。

病人无表里证，发热七八日，虽脉浮数者，可下之。假令已下，脉数不解，合热则消谷喜饥，至六七日不大便者，有瘀血，宜抵当汤。四十一。（用前第二十四方）

若脉数不解，而下不止，必协热便脓血也。

邹鉴："消谷喜饥"桂林古本《伤寒杂病论》原文为"消谷善饥"。"有瘀血"原文为"有瘀血也"。"四十一。（用前第二十四方）"原文为"方见前"，列"若脉数不解，而下不止，必协热便脓血也"后。"而下不止"原文为"下利不止"。

伤寒发汗已，身目为黄，所以然者，以寒湿（一作温）在里不解故也，以为不可下也，于寒湿中求之。

邹鉴："一作温"桂林古本《伤寒杂病论》原文无。"以为不可下也，于寒湿中求之"原文为"不可汗也，当于寒湿中求之"。

伤寒七八日，身黄如橘子色，小便不利，腹微满者，茵陈蒿汤主之。四十二。（用前第二十三方）

邹鉴："四十二。（用前第二十三方）"桂林古本《伤寒杂病论》原文为"方见前"。

伤寒身黄发热，栀子檗皮汤主之。方四十三。

肥栀子（十五个，擘）　甘草（一两，炙）　黄檗（二两）

上三味，以水四升，煮取一升半，去滓，分温再服。

邹鉴："伤寒身黄发热"原文为"伤寒身黄发热者"。"方四十三"桂林古本《伤寒杂病论》原文为"栀子柏皮汤"。"肥栀子（十五个，擘）"原文为"栀子十五枚（劈）"。

伤寒瘀热在里，身必黄，麻黄连轺赤小豆汤主之。方四十四。

麻黄（二两，去节）　连轺（二两，连翘根是）　杏仁（四十个，去皮尖）　赤小豆（一升）　大枣（十二枚，擘）　生梓白皮（切，一升）　生姜（二两，切）甘草（二两，炙）

上八味，以潦水一斗，先煮麻黄再沸，去上沫，内诸药，煮取三升，去滓，分温三服，半日服尽。

邹鉴："身必黄"桂林古本《伤寒杂病论》原文为"其身必黄"。"麻黄（二两，去节）　连轺（二两，连翘根是）"原文为"麻黄二两　连轺二两"；"大枣（十二枚，擘）"原文为"大枣十二枚"；"生梓白皮（切，一升）"原文为"生梓白皮一斤（切）"。

此条之后，王叔和删除许多条，读者可参看桂林古本《伤寒杂病论》原文。

辨少阳病脉证并治第九

方一首，并见三阳合病法

少阳之为病，口苦、咽干、目眩也。

邹鉴：与桂林古本《伤寒杂病论》原文同。

少阳中风，两耳无所闻，目赤，胸中满而烦者，不可吐下，吐下则悸而惊。

邹鉴：与桂林古本《伤寒杂病论》原文同。

伤寒，脉弦细，头痛发热者，属少阳。少阳不可发汗，发汗则谵语，此属胃，胃和则愈，胃不和，烦而悸（一云躁）。

邹鉴：桂林古本《伤寒杂病论》原文："伤寒，脉弦细，头痛，发热者，属少阳，不可发汗；汗则谵语，烦躁，此属胃不和也，和之则愈。"

本太阳病不解，转入少阳者，胁下鞕满，干呕不能食，往来寒热，尚未吐下，脉沉紧者，与小柴胡汤。方一。

邹鉴：桂林古本《伤寒杂病论》原文："本太阳病，不解，转入少阳者，胁下鞕满，干呕不能食，往来寒热，脉沉弦者，不可吐、下，与小柴胡汤。"

柴胡（八两）　人参（三两）　黄芩（三两）　甘草（三两，炙）　半夏（半升，洗）　生姜（三两，切）　大枣（十二枚，擘）

上七味，以水一斗二升，煮取六升，去滓，再煎取三升。温服一升，日三服。

邹鉴："擘"原文为"劈"。

若已吐下、发汗、温针，谵语，柴胡汤证罢，此为坏病。知犯何逆，以法治之。

邹鉴：桂林古本《伤寒杂病论》原文："若以吐、下，发汗，温针，谵语，柴胡汤证罢者，此为坏病，知犯何逆，以法救之，柴胡汤不中与也。"

三阳合病，脉浮大，上关上，但欲眠睡，目合则汗。

邹鉴：桂林古本《伤寒杂病论》原文："三阳合病，脉浮大，上关上，但欲眠睡，目合则汗，此上焦不通故也，宜小柴胡汤。"

伤寒六七日，无大热，其人躁烦者，此为阳去入阴故也。

邹鉴："六七日"桂林古本《伤寒杂病论》原文为"四五日"。

伤寒三日，三阳为尽，三阴当受邪，其人反能食而不呕，此为三阴不受邪也。

邹鉴：桂林古本《伤寒杂病论》原文："伤寒三日，三阳为尽，三阴当受邪，其人反能食而不呕者，此为三阴不受邪也。"

伤寒三日，少阳脉小者，欲已也。

少阳病，欲解时，从寅至辰上。

邹鉴：与桂林古本《伤寒杂病论》原文同。

辨太阴病脉证并治第十

合三法，方三首

太阴之为病，腹满而吐，食不下，自利益甚，时腹自痛。若下之，必胸下结鞕。

邹鉴：与桂林古本《伤寒杂病论》原文同。

太阴中风，四肢烦疼，阳微阴涩而长者，为欲愈。

邹鉴：与桂林古本《伤寒杂病论》原文同。

太阴病，欲解时，从亥至丑上。

邹鉴：与桂林古本《伤寒杂病论》原文同。

太阴病，脉浮者，可发汗，宜桂枝汤。方一。

桂枝（三两，去皮）　芍药（三两）　甘草（二两，炙）　生姜（三两，切）大枣（十二枚，擘）

上五味，以水七升，煮取三升，去滓，温服一升。须臾啜热稀粥一升，以助药力，温覆取汗。

邹鉴："方一"原文为"桂枝汤方"。"桂枝（三两，去皮）　芍药（三两）甘草（二两，炙）　生姜（三两，切）　大枣（十二枚，擘）"原文为"桂枝三两　芍药三两　甘草二两（炙）　生姜三两（切）　大枣十二枚（擘）"。"温覆取汗"原文为"温覆取汗，不汗再服"。

自利不渴者，属太阴，以其脏有寒故也。当温之，宜服四逆辈。二。

邹鉴：桂林古本《伤寒杂病论》原文："自利不渴者，属太阴，以其脏有寒故也，当温之，宜服理中、四逆辈。"

伤寒脉浮而缓，手足自温者，系在太阴。太阴当发身黄，若小便自利者，不能发黄。至七八日，虽暴烦下利日十余行，必自止，以脾家实，腐秽当去故也。

本太阳病，医反下之，因尔腹满时痛者，属太阴也，桂枝加芍药汤主之。大实痛者，桂枝加大黄汤主之。三。

邹鉴："三"桂林古本《伤寒杂病论》原文无。

桂枝加芍药汤方

桂枝（三两，去皮）　芍药（六两）　甘草（二两，炙）　大枣（十二枚，擘）生姜（三两，切）

上五味，以水七升，煮取三升，去滓，温分三服。本云桂枝汤，今加芍药。

邹鉴"桂枝（三两，去皮）"原文无"去皮"。"大枣（十二枚，擘）"桂林古本《伤寒杂病论》原文为"大枣（十二枚，劈）"。"本云桂枝汤，今加芍药"原文无。

桂枝加大黄汤方

桂枝（三两，去皮）　大黄（二两）　芍药（六两）　生姜（三两，切）　甘草（三两，炙）　大枣（十二枚，擘）。

上六味，以水七升，煮取三升，去滓。温服一升，日三服。

邹鉴"桂枝（三两，去皮）"桂林古本《伤寒杂病论》原文无"去皮"。"甘草（三两，炙）"原文为"甘草（二两）炙"。"大枣（十二枚，擘）"原文为"大枣（十二枚，劈）"。

太阴为病，脉弱，其人续自便利，设当行大黄芍药者，宜减之，以其人胃气弱，易动故也。（下利者，先煎芍药三沸）

邹鉴："太阴为病"桂林古本《伤寒杂病论》原文为"太阴病"。

本章王叔和删减原文多条，读者参照桂林古本《伤寒杂病论》。

辨少阴病脉证并治第十一

合二十三法，方一十九首

少阴之为病，脉微细，但欲寐也。

邹鉴：与桂林古本《伤寒杂病论》原文同。

少阴病，欲吐不吐，心烦，但欲寐，五六日自利而渴者，属少阴也，虚故引水自救。若小便色白者，少阴病形悉具。小便白者，以下焦虚有寒，不能制水，故令色白也。

邹鉴："以下焦虚有寒"桂林古本《伤寒杂病论》原文为"以下焦虚寒"。

病人脉阴阳俱紧，反汗出者，亡阳也，此属少阴，法当咽痛而复吐利。

邹鉴：与桂林古本《伤寒杂病论》原文同。

少阴病，咳而下利谵语者，被火气劫故也，小便必难，以强责少阴汗也。

邹鉴："被火气劫故也"桂林古本《伤寒杂病论》原文为"被火劫故也"。

少阴病，脉细沉数，病为在里，不可发汗。

邹鉴：与桂林古本《伤寒杂病论》原文同。

少阴病，脉微，不可发汗，亡阳故也。阳已虚，尺脉弱涩者，复不可下之。

邹鉴：与桂林古本《伤寒杂病论》原文同。

少阴病，脉紧，至七八日，自下利，脉暴微，手足反温，脉紧反去者，为欲解也，虽烦下利，必自愈。

邹鉴：与桂林古本《伤寒杂病论》原文同。

少阴病，下利，若利自止，恶寒而蜷卧，手足温者，可治。

邹鉴：与桂林古本《伤寒杂病论》原文同。

少阴病，恶寒而蜷，时自烦，欲去衣被者，可治。

邹鉴：与桂林古本《伤寒杂病论》原文同。

少阴中风，脉阳微阴浮者，为欲愈。

邹鉴：与桂林古本《伤寒杂病论》原文同。

少阴病，欲解时，从子至寅上。

邹鉴：与桂林古本《伤寒杂病论》原文同。

少阴病，吐利，手足不逆冷，反发热者，不死。脉不至者（至一作足），灸少阴七壮。

邹鉴：与桂林古本《伤寒杂病论》原文同。

少阴病，八九日，一身手足尽热者，以热在膀胱，必便血也。

邹鉴：与桂林古本《伤寒杂病论》原文同。

少阴病，但厥无汗，而强发之，必动其血，未知从何道出，或从口鼻，或从目出者，是名下厥上竭，为难治。

邹鉴："或从目出者"桂林古本《伤寒杂病论》原文为"或从耳出者"，原文正确。

少阴病，恶寒，身蜷而利，手足逆冷者，不治。

少阴病，吐利躁烦，四逆者死。

少阴病，下利止而头眩，时时自冒者死。

少阴病，四逆，恶寒而身蜷，脉不至，不烦而躁者死（一作吐利而躁逆者死）。

少阴病，六七日，息高者死。

少阴病，脉微细沉，但欲卧，汗出不烦，自欲吐，至五六日自利，复烦躁，不得卧寐者死。

邹鉴：以上六条，仲景论述了少阴经受病的不治之症。"不烦而躁者死（一作吐利而躁逆着死）"桂林古本《伤寒杂病论》原文为"心烦而躁者，死"。

少阴病，始得之，反发热脉沉者，麻黄细辛附子汤主之。方一。

麻黄（二两，去节）　细辛（二两）　附子（一枚，炮，去皮，破八片）

上三味，以水一斗，先煮麻黄，减二升，去上沫，内诸药，煮取三升，去滓，温服一升，日三服。

邹鉴："方一"为王叔和所加，桂林古本《伤寒杂病论》原文为"麻黄附子细辛汤方"。"麻黄（二两，去节）"原文为"麻黄（二两）"。

少阴病，得之二三日，麻黄附子甘草汤，微发汗。以二三日无证，故微发汗也。方二。

麻黄（二两，去节）　甘草（二两，炙）　附子（一枚，炮，去皮，破八片）

上三味，以水七升，先煮麻黄一两沸，去上沫，内诸药，煮取三升，去滓，温服一升，日三服。

邹鉴："以二三日无证"桂林古本《伤寒杂病论》原文为"以二三日无里证"。"方二"为王叔和所加，原文为"麻黄附子甘草汤方"。

少阴病，得之二三日以上，心中烦，不得卧，黄连阿胶汤主之。方三。

黄连（四两）　黄芩（二两）　芍药（二两）　鸡子黄（二枚）　阿胶（三两）。（一云三挺）

上五味，以水六升，先煮三物，取二升，去滓，内胶烊尽，小冷，内鸡子黄，搅令相得，温服七合，日三服。

邹鉴："不得卧"桂林古本《伤寒杂病论》原文为"不得卧者"。"方三"为王叔和所加，原文为"黄连阿胶汤方"。"阿胶（三两，一云三挺）"原文为"阿胶（三两）"。

少阴病，得之一二日，口中和，其背恶寒者，当灸之，附子汤主之。方四。

附子（二枚，炮，去皮，破八片）　茯苓（三两）　人参（二两）　白术（四两）　芍药（三两）

上五味，以水八升，煮取三升，去滓，温服一升，日三服。

邹鉴："方四"为王叔和所加，桂林古本《伤寒杂病论》原文为"附子汤方"。

少阴病，身体痛，手足寒，骨节痛，脉沉者，附子汤主之。五。（用前第四方）

邹鉴："五。（用前第四方）"原文为"方见前"。

少阴病，下利便脓血者，桃花汤主之。方六。

赤石脂（一斤，一半全用，一半筛末）　干姜（一两）　粳米（一升）

上三味，以水七升，煮米令熟，去滓，温服七合，内赤石脂末方寸匕，日三服。若一服愈，余勿服。

邹鉴：此条之前王叔和遗漏了当归四逆汤方及条文。"方六"为王叔和所加，桂林古本《伤寒杂病论》原文为"桃花汤方"。"内赤石脂末方寸匕"原文为"纳（内）赤石脂末方寸匙"。

少阴病，二三日至四五日腹痛，小便不利，下利不止，便脓血者，桃花汤主之。七。（用前第六方）

邹鉴："七。（用前第六方）"桂林古本《伤寒杂病论》原文为"方见上"。

少阴病，下利便脓血者，可刺。

邹鉴："可刺"桂林古本《伤寒杂病论》原文为"可刺足阳明"。

少阴病，吐利，手足逆冷，烦躁欲死者，吴茱萸汤主之。方八。

吴茱萸（一升）　人参（二两）　生姜（六两，切）　大枣（十二枚，擘）

上四味，以水七升，煮取二升，去滓，温服七合，日三服。

邹鉴："方八"桂林古本《伤寒杂病论》原文为"吴茱萸汤方"。"大枣（十二枚，擘）"原文为"大枣十二枚（劈）"。

少阴病，下利、咽痛、胸满、心烦，猪肤汤主之。方九。

猪肤（一斤）

上一味，以水一斗，煮取五升，去滓，加白蜜一升，白粉五合熬香，和令相得，温分六服。

邹鉴："心烦"桂林古本《伤寒杂病论》原文为"心烦者"。"方九"为王叔和所加，原文为"猪肤汤方"。"温分六服"原文为"分温六服"。

少阴病，二三日，咽痛者，可与甘草汤，不差，与桔梗汤。十。

甘草汤方

甘草（二两）

上一味，以水三升，煮取一升半，去滓，温服七合，日二服。

桔梗汤方

桔梗（一两）　甘草（二两）

上二味，以水三升，煮取一升，去滓，温分再服。

邹鉴："十"为王叔和所加。

少阴病，咽中伤，生疮，不能语言，声不出者，苦酒汤主之。方十一。

半夏（洗，破如枣核十四枚）　鸡子（一枚，去黄，内上苦酒，着鸡子壳中）

上二味，内半夏，著苦酒中，以鸡子壳置刀环中，安火上，令三沸，去滓，少少含咽之，不差，更作三剂。

邹鉴："生疮，不能语言"桂林古本《伤寒杂病论》原文为"生疮，痛引喉旁，不能语言"。"方十一"为王叔和所加，原文为"苦酒汤方"。"鸡子（一枚，去黄，内上苦酒，着鸡子壳中）"原文为"鸡子一枚（去黄纳上苦酒著鸡子壳中）"。

少阴病，咽中痛，半夏散及汤主之。方十二。

半夏（洗）　桂枝（去皮）　甘草（炙）

上三味，等分，各别捣筛已，合治之，白饮和服方寸匕，日三服。若不能散服者，以水一升，煎七沸，内散两方寸匕，更煮三沸，下火，令小冷，少少咽之。半夏有毒，不当散服。

邹鉴：桂林古本《伤寒杂病论》原文为"少阴病，咽中痛，脉反浮者，半夏散及汤主之"，王叔和遗漏了"脉反浮者"。"方十二"为王叔和所加，原文为"半夏散方"。"桂枝（去皮）"原文为"桂枝"。"方寸匕"原文为

"方寸匙"。"更煮三沸"原文为"更煎三沸"。"半夏有毒，不当散服"原文无，可能为王叔和所加。

少阴病，下利，白通汤主之。方十三。

葱白（四茎）　干姜（一两）　附子（一枚，生，去皮，破八片）

上三味，以水三升，煮取一升，去滓，分温再服。

邹鉴："方十三"为王叔和所加，桂林古本《伤寒杂病论》原文为"白通汤方"。"附子（一枚，生，去皮，破八片）"原文为"附子（一枚，生用，去皮，破八片）"。

少阴病，下利脉微者，与白通汤。利不止，厥逆无脉，干呕烦者，白通加猪胆汁汤主之。服汤脉暴出者死，微续者生。白通加猪胆汤。方十四。（白通汤用上方）

葱白（四茎）　干姜（一两）　附子（一枚，生，去皮，破八片）　人尿（五合）　猪胆汁（一合）

上五味，以水三升，煮取一升，去滓，内胆汁、人尿，和令相得，分温再服。若无胆，亦可用。

邹鉴："服汤脉暴出者死"桂林古本《伤寒杂病论》原文为"服汤后，脉暴出者死"。"白通加猪胆汤。方十四。（白通汤用上方）"原文为"白通加猪胆汤方"。"附子（一枚，生，去皮，破八片）"原文为"附子（一枚，生用，去皮，破八片）"。"上五味，以水三升，煮取一升，去滓，内胆汁、人尿，和令相得，分温再服。若无胆，亦可用"原文为"右五味，以水三升，先煮三物，取一升，去滓，纳人尿，猪胆汁，和令相得，分温再服，若无胆汁亦可用"。

少阴病，二三日不已，至四五日，腹痛，小便不利，四肢沉重疼痛，自下利者，此为有水气，其人或咳，或小便利，或下利，或呕者，真武汤主之。方十五。

茯苓（三两）　芍药（三两）　白术（二两）　生姜（三两，切）　附子（一枚，炮，去皮，破八片）

上五味，以水八升，煮取三升，去滓，温服七合，日三服。若咳者，加五味子半升，细辛一两，干姜一两；若小便利者，去茯苓；若下利者，去芍药，加干姜二两；若呕者，去附子，加生姜，足前为半斤。

邹鉴："或小便利"桂林古本《伤寒杂病论》原文为"或小便不利"。"方十五"为王叔和所加，原文为"真武汤方"。"细辛一两，干姜一两"

原文为"细辛干姜各一两"。"若小便利者，去茯苓"原文为"若小便不利者，加茯苓一两"。

少阴病，下利清谷，里寒外热，手足厥逆，脉微欲绝，身反不恶寒，其人面色赤，或腹痛，或干呕，或咽痛，或利止脉不出者，通脉四逆汤主之。方十六。

甘草（二两，炙）　附子（大者一枚，生用，去皮，破八片）　干姜（三两，强人可四两）

上三味，以水三升，煮取一升二合，去滓，分温再服，其脉即出者愈。面色赤者，加葱九茎；腹中痛者，去葱，加芍药二两；呕者，加生姜二两；咽痛者，去芍药，加桔梗一两；利止脉不出者，去桔梗，加人参二两。病皆与方相应者，乃服之。

邹鉴："方十六"为王叔和所加，桂林古本《伤寒杂病论》原文为"通脉四逆汤方"。"干姜（三两，强人可四两）"原文为"干姜（三两）"。"上三味"原文为"右四味"。"病皆与方相应者，乃服之"原文无，为王叔和所加。

少阴病，四逆，其人或欬或悸，或小便不利，或腹中痛，或泄利下重者，四逆散主之。方十七。

甘草（炙）　枳实（破，水渍，炙干）　柴胡　芍药

上四味，各十分，捣筛，白饮和服方寸匕，日三服。欬者，加五味子、干姜各五分，并主下利；悸者，加桂枝五分；小便不利者，加茯苓五分；腹中痛者，加附子一枚，炮令坼；泄利下重者，先以水五升煮薤白三升。煮取三升，去滓，以散三方寸匕内汤中，煮取一升半，分温再服。

邹鉴："或欬"桂林古本《伤寒杂病论》原文为"或咳"。"方十七"为王叔和所加，原文为"四逆散方"。"甘草（炙）　枳实（破，水渍，炙干）　柴胡　芍药"原文为"甘草二两（炙）　附子大者一枚　干姜一两半　人参二两"。"欬者，加五味子、干姜各五分"原文为"咳者去人参，加五味子、干姜各五分"。"腹中痛者，加附子一枚，炮令坼"原文无，为王叔和所加。"先以水五升煮薤白三升。煮取三升，去滓，以散三方寸匕内汤中"原文为"先以水五升，煮薤白三两，取三升，去滓，以散三方寸匙纳汤中"。

少阴病，下利六七日，咳而呕渴，心烦不得眠者，猪苓汤主之。方十八。

猪苓（去皮）　茯苓　阿胶　泽泻　滑石（各一两）

上五味，以水四升，先煮四物，取二升，去滓，内阿胶烊尽，温服七合，日三服。

邹鉴："方十八"为王叔和所加，桂林古本《伤寒杂病论》原文为"猪苓汤方"。"茯苓"原文为"茯苓一两（去皮）"。"内阿胶烊尽"原文为"纳胶烊尽"。

少阴病，得之二三日，口燥咽干者，急下之，宜大承气汤。方十九。

枳实（五枚，炙）　厚朴（半斤，去皮，炙）　大黄（四两，酒洗）　芒消（三合）

上四味，以水一斗，先煮二味，取五升，去滓，内大黄，更煮取二升，去滓，内芒消，更上火令一两沸，分温再服。一服得利，止后服。

邹鉴："方十九"为王叔和所加，桂林古本《伤寒杂病论》原文为"大承气汤方"。"厚朴（半斤，去皮，炙）　大黄（四两，酒洗）"原文为"厚朴半斤（去皮炙用）　大黄四两（洗）"。

少阴病，自利清水，色纯青，心下必痛，口干燥者，可下之，宜大承气汤。二十。（用前第十九方，一法用大柴胡）

邹鉴："方十九"为王叔和所加，桂林古本《伤寒杂病论》原文为"方见上"。

少阴病，六七日，腹胀不大便者，急下之，宜大承气汤。二十一。（用前第十九方）

邹鉴："二十一。（用前第十九方）"为王叔和所加，桂林古本《伤寒杂病论》原文为"方见上"。

少阴病，脉沉者，急温之，宜四逆汤。方二十二。

甘草（二两，炙）　干姜（一两半）　附子（一枚，生用，去皮，破八片）

上三味，以水三升，煮取一升二合，去滓，分温再服。强人可大附子一枚，干姜三两。

邹鉴："二十二"为王叔和所加，桂林古本《伤寒杂病论》原文为"四逆汤方"。"甘草（二两，炙）　干姜（一两半）　附子（一枚，生用，去皮，破八片）"原文为"甘草二两（炙）　附子大者一枚（生用去皮破八片）　干姜二两半　人参二两"。"上三味"原文为"右四味"。"强人可大附子一枚，干姜三两"原文无。

少阴病，饮食入口则吐，心中温温欲吐，复不能吐。始得之，手足寒，

脉弦迟者，此胸中实，不可下也，当吐之。若膈上有寒饮，干呕者，不可吐也，当温之，宜四逆汤。二十三。（方依上法）

邹鉴："饮食入口则吐"桂林古本《伤寒杂病论》原文为"饮食入口即吐"。"心中温温欲吐"原文为"或心中温温欲吐"。"二十三。（方依上法）"原文为"方见上"。

少阴病，下利，脉微涩，呕而汗出，必数更衣，反少者，当温其上，灸之。（《脉经》云，灸厥阴，可五十壮）

邹鉴：与桂林古本《伤寒杂病论》原文同。

辨厥阴病脉证并治第十二

厥利呕哕附，合一十九法，方一十六首

厥阴之为病，消渴，气上撞心，心中疼热，饥而不欲食，食则吐蛔。下之利不止。

邹鉴："蛔"桂林古本《伤寒杂病论》原文为"蚘"。

厥阴中风，脉微浮为欲愈，不浮为未愈。

厥阴病，欲解时，从丑至卯上。

邹鉴："厥阴病"桂林古本《伤寒杂病论》原文为"厥阴"。

厥阴病，渴欲饮水者，少少与之愈。

诸四逆厥者，不可下之，虚家亦然。

伤寒，先厥后发热而利者，必自止，见厥复利。

邹鉴：以上三条与桂林古本《伤寒杂病论》原文相同。

伤寒始发热六日，厥反九日而利。凡厥利者，当不能食，今反能食者，恐为除中（一云消中）。食以索饼，不发热者，知胃气尚在，必愈，恐暴热来出而复去也。后日脉之，其热续在者，期之旦日夜半愈。所以然者，本发热六日，厥反九日，复发热三日，并前六日，亦为九日，与厥相应，故期之旦日夜半愈。后三日脉之，而脉数，其热不罢者，此为热气有余，必发痈脓也。

邹鉴："恐为除中（一云消中）"桂林古本《伤寒杂病论》原文为"恐为除中"。

伤寒脉迟六七日，而反与黄芩汤彻其热。脉迟为寒，今与黄芩汤，复除其热，腹中应冷，当不能食，今反能食，此名除中，必死。

邹鉴："伤寒脉迟六七日"桂林古本《伤寒杂病论》原文为"伤寒六七日，脉迟"。"当不能食"原文无，为王叔和所加。

伤寒先厥后发热，下利必自止，而反汗出，咽中痛者，其喉为痹。发热无汗，而利必自止，若不止，必便脓血，便脓血者，其喉不痹。

邹鉴：与桂林古本《伤寒杂病论》原文同。

伤寒一二日至四五日厥者，必发热。前热者，后必厥；厥深者，热亦深；厥微者，热亦微。厥应下之，而反发汗者，必口伤烂赤。

邹鉴：与桂林古本《伤寒杂病论》原文同。

伤寒病，厥五日，热亦五日，设六日当复厥，不厥者自愈。厥终不过五日，以热五日，故知自愈。

邹鉴："故知自愈"桂林古本《伤寒杂病论》原文为"知自愈"。

凡厥者，阴阳气不相顺接，便为厥。厥者，手足逆冷是也。

邹鉴：与桂林古本《伤寒杂病论》原文同。

伤寒脉微而厥，至七八日肤冷，其人躁，无暂安时者，此为脏厥，非蛔厥也。蛔厥者，其人当吐蛔。令病者静，而复时烦者，此为脏寒。蛔上入其膈，故烦，须臾复止，得食而呕，又烦者，蛔闻食臭出，其人常自吐蛔。蛔厥者，乌梅丸主之。又主久利。方一。

乌梅（三百枚）　细辛（六两）　干姜（十两）　黄连（十六两）　当归（四两）　附子（六两，炮，去皮）　蜀椒（四两，出汗）　桂枝（去皮，六两）　人参（六两）　黄柏（六两）

上十味，异捣筛，合治之，以苦酒渍乌梅一宿，去核，蒸之五斗米下，饭熟捣成泥，和药令相得，内臼中，与蜜杵二千下，丸如梧桐子大，先食饮服十丸，日三服，稍加至二十丸，禁生冷滑物臭食等。

邹鉴："蛔"桂林古本《伤寒杂病论》原文为"蚘"。"而复时烦者"原文为"而复时烦"。"其人常自吐蛔"原文为"其人当吐蚘"。

伤寒热少厥微，指（一作稍）头寒，嘿嘿不欲食，烦躁，数日小便利，色白者，此热除也，欲得食，其病为愈。若厥而呕，胸胁烦满者，其后必便血。

邹鉴："伤寒热少厥微"桂林古本《伤寒杂病论》原文为"伤寒，热少，微厥"。"指（一作稍）头寒"原文为"指头寒"。

病者手足厥冷，言我不结胸，小腹满，按之痛者，此冷结在膀胱关元也。

邹鉴："言我不结胸"桂林古本《伤寒杂病论》原文为"不结胸"。

伤寒发热四日，厥反三日，复热四日，厥少热多者，其病当愈。四日至七日，热不除者，必便脓血。

伤寒厥四日，热反三日，复厥五日，其病为进。寒多热少，阳气退，故为进也。

伤寒六七日，脉微，手足厥冷，烦躁，灸厥阴，厥不还者，死。

伤寒发热，下利厥逆，躁不得卧者，死。

伤寒发热，下利至甚，厥不止者，死。

伤寒六七日，不利，便发热而利，其人汗出不止者，死。有阴无阳故也。

邹鉴：以上六条，与桂林古本《伤寒杂病论》原文相同。

伤寒五六日，不结胸，腹濡，脉虚复厥者，不可下，此亡血，下之死。

邹鉴："不可下"桂林古本《伤寒杂病论》原文为"不可下也"。

发热而厥，七日下利者，为难治。

邹鉴："发热而厥"桂林古本《伤寒杂病论》原文为"伤寒，发热而厥"。

伤寒脉促，手足厥逆，可灸之。（促一作纵）

邹鉴："可灸之"桂林古本《伤寒杂病论》原文为"不可灸之"。

伤寒脉滑而厥者，里有热，白虎汤主之。方二。

知母（六两） 石膏（一斤，碎，绵裹） 甘草（二两，灸） 粳米（六合）

上四味，以水一斗，煮米熟，汤成去滓，温服一升，日三服。

邹鉴："里有热"桂林古本《伤寒杂病论》原文为"里有热也"。"方二"为王叔和所加，原文为"白虎汤方"。

手足厥寒，脉细欲绝者，当归四逆汤主之。方三。

当归（三两） 桂枝（三两，去皮） 芍药（三两） 细辛（三两） 甘草（二两，灸） 通草（二两） 大枣（二十五枚，擘。一法，十二枚）

上七味，以水八升，煮取三升，去滓，温服一升，日三服。

邹鉴："手足厥寒"桂林古本《伤寒杂病论》原文为"伤寒，手足厥逆"。"当归四逆汤主之"原文为"当归四逆加人参附子汤主之"。"当归（三两） 桂枝（三两，去皮） 芍药（三两） 细辛（三两） 甘草（二两，灸） 通草（二两） 大枣（二十五枚，擘。一法，十二枚）"原文为"当

归三两　桂枝三两（去皮）　芍药三两　细辛三两　甘草二两（炙）　木通二两　大枣二十五枚（劈）　人参三两　附子一枚（炮去皮破八片）"。"上七味"原文为"右九味"。

若其人内有久寒者，宜当归四逆加吴茱萸生姜汤。方四。

当归（三两）　芍药（三两）　甘草（二两，炙）　通草（二两）　桂枝（三两，去皮）　细辛（三两）　生姜（半斤，切）　吴茱萸（二升）　大枣（二十五枚，劈）

上九味，以水六升，清酒六升，和煮取五升，去滓，温分五服。（一方，水、酒各四升）

邹鉴："宜当归四逆加吴茱萸生姜汤"桂林古本《伤寒杂病论》原文为"当归四逆加吴茱萸生姜附子汤主之"。"方四"为王叔和所加，原文为"当归四逆加吴茱萸生姜附子汤方"。"当归（三两）　芍药（三两）　甘草（二两，炙）　通草（二两）　桂枝（三两，去皮）　细辛（三两）　生姜（半斤，切）　吴茱萸（二升）　大枣（二十五枚，劈）"原文为"吴茱萸二升　生姜半斤　附子一枚（炮去皮破八片）　当归三两　桂枝三两（去皮）　芍药三两　细辛三两　甘草二两（炙）　木通二两　大枣二十五枚（劈）"。"上九味"原文为"右十味"。"和煮取五升，去滓，温分五服。（一方，水、酒各四升）"原文为"和煮取三升，温服一升，日三服"。

大汗出，热不去，内拘急，四肢疼，又下利厥逆而恶寒者，四逆汤主之。方五。

甘草（二两，炙）　干姜（一两半）　附子（一枚，生用，去皮，破八片）

上三味，以水三升，煮取一升二合，去滓，分温再服。若强人可用大附子一枚，干姜三两。

邹鉴："又下利"桂林古本《伤寒杂病论》原文为"复下利"。"方五"原文为"四逆汤方"。"甘草（二两，炙）　干姜（一两半）　附子（一枚，生用，去皮，破八片）"原文为"人参二两　甘草二两　干姜一两半　附子一枚（生用去皮破八片）"。"上三味"原文为"右四味"。"若强人可用大附子一枚，干姜三两"原文为"若强可用大附子一枚，干姜三两"。

大汗，若大下利，而厥冷者，四逆汤主之。六。（用前第五方）

邹鉴："而厥冷者"桂林古本《伤寒杂病论》原文为"而厥逆冷者"。"六。（用前第五方）"原文为"方见前"。

病人手足厥冷，脉乍紧者，邪结在胸中，心下满而烦，饥不能食者，病在胸中，当须吐之，宜瓜蒂散。方七。

瓜蒂　赤小豆

上二味，各等分，异捣筛，合内臼中，更治之，别以香豉一合，用热汤七合，煮作稀糜，去滓，取汁，和散一钱匕，温顿服之。不吐者，少少加，得快吐乃止。诸亡血虚家，不可与瓜蒂散。

邹鉴："方七"为王叔和所加，桂林古本《伤寒杂病论》原文为"瓜蒂散方"。"一钱匕"原文为"一钱匙"。

伤寒厥而心下悸，宜先治水，当服茯苓甘草汤，却治其厥；不尔，水渍入胃，必作利也。茯苓甘草汤。方八。

茯苓（二两）　甘草（一两，炙）　生姜（三两，切）　桂枝（二两，去皮）

上四味，以水四升，煮取二升，去滓，分温三服。

邹鉴："伤寒厥而心下悸"桂林古本《伤寒杂病论》原文为"伤寒厥而心下悸者"。"茯苓甘草汤。方八"原文为"茯苓甘草汤方"。

伤寒六七日，大下后，寸脉沉而迟，手足厥逆，下部脉不至，喉咽不利，唾脓血，泄利不止者，为难治，麻黄升麻汤主之。方九。

麻黄（二两半，去节）　升麻（一两一分）　当归（一两一分）　知母（十八铢）　黄芩（十八铢）　萎蕤（十八铢，一作菖蒲）　芍药（六铢）　天门冬（六铢，去心）　桂枝（六铢，去皮）　茯苓（六铢）　甘草（六铢，炙）　石膏（六铢，碎，绵裹）　白术（六铢）　干姜（六铢）

上十四味，以水一斗，先煮麻黄一两沸，去上沫，内诸药，煮取三升，去滓，分温三服，相去如炊三斗米顷，令尽汗出愈。

邹鉴："麻黄升麻汤主之。方九"桂林古本《伤寒杂病论》原文为"人参附子汤主之；不差，复以人参干姜汤与之"，本条原文无麻黄升麻汤及方药组成，此麻黄升麻汤非仲景原方。

补桂林古本《伤寒杂病论》原文：

人参附子汤方

人参二两　附子一枚　干姜二枚（炮）　半夏半升　阿胶二两　柏叶三两

右六味，以水六升，煮取二升，去滓，纳胶烊消，温服一升，日再服。

人参干姜汤方

人参二两　附子一枚　干姜三两　桂枝二两（去皮）　甘草二两（炙）

右五味，以水二升，煮取一升，去滓，温顿服之。

伤寒四五日，腹中痛，若转气下趣少腹者，此欲自利也。

邹鉴："若转气下趣少腹者"桂林古本《伤寒杂病论》原文为"若转气下趋少腹者"。

伤寒本自寒下，医复吐下之，寒格更逆吐下，若食入口即吐，干姜黄芩黄连人参汤主之。方十。

干姜　黄芩　黄连　人参（各三两）

上四味，以水六升，煮取二升，去滓，分温再服。

邹鉴：此条桂林古本《伤寒杂病论》原文："伤寒，本自寒下，医复吐、下之，寒格，更逆吐、下，麻黄升麻汤主之；若食入口即吐，干姜黄芩黄连人参汤主之。"

麻黄升麻汤方原文："麻黄二两半（去节）　升麻一两　知母一两　黄芩一两半　桂枝二两　白术一两　甘草一两（炙）　右七味，以水一斗，先煮麻黄去上沫，纳诸药，煮取三升，去滓，温服一升，日三服。"此方为仲景麻黄升麻汤方原方。

下利，有微热而渴，脉弱者，今自愈。

邹鉴："今自愈"桂林古本《伤寒杂病论》原文为"令自愈"，王叔和抄写错误。

下利，脉数，有微热汗出，今自愈，设复紧，为未解。（一云设脉浮复紧）

邹鉴："汗出"桂林古本《伤寒杂病论》原文为"汗出者"。"今自愈，设复紧"原文为"为欲愈，脉紧者"。

下利，手足厥冷，无脉者，灸之不温，若脉不还，反微喘者，死。少阴负趺阳者，为顺也。

邹鉴：与桂林古本《伤寒杂病论》原文同。

下利，寸脉反浮数，尺中自涩者，必清脓血。

邹鉴：此条桂林古本《伤寒杂病论》原文："下利，寸脉反浮数，尺中自涩者，必圊脓血，柏叶阿胶汤主之。"柏叶阿胶汤方参看桂林古本《伤寒杂病论》。

下利清谷，不可攻表，汗出必胀满。

下利，脉沉弦者，下重也；脉大者为未止；脉微弱数者，为欲自止，虽发热，不死。

下利，脉沉而迟，其人面少赤，身有微热，下利清谷者，必郁冒汗出而解，病人必微厥。所以然者，其面戴阳，下虚故也。

邹鉴：以上三条，与桂林古本《伤寒杂病论》原文相同。

下利，脉数而渴者，今自愈。设不差，必清脓血，以有热故也。

邹鉴："今自愈"桂林古本《伤寒杂病论》原文为"令自愈"。

下利后脉绝，手足厥冷，晬时脉还，手足温者，生，脉不还者，死。

伤寒下利，日十余行，脉反实者，死。

邹鉴：以上两条，与桂林古本《伤寒杂病论》原文相同。

下利清谷，里寒外热，汗出而厥者，通脉四逆汤主之。方十一。

甘草（二两，炙）　附子（大者一枚，生，去皮，破八片）　干姜（三两，强人可四两）

上三味，以水三升，煮取一升二合，去滓，分温再服，其脉即出者愈。

邹鉴："方十一"为王叔和所加，原文为"通脉四逆汤方"。"甘草（二两，炙）　附子（大者一枚，生，去皮，破八片）　干姜（三两，强人可四两）"原文为"甘草二两（炙）　附子大者一枚（生用）　干姜三两　人参二两"。"上三味"原文为"右四味"。"其脉即出者愈"原文为"其脉出者愈"。

热利下重者，白头翁汤主之。方十二。

白头翁（二两）　黄柏（三两）　黄连（三两）　秦皮（三两）

上四味，以水七升，煮取二升，去滓，温服一升，不愈，更服一升。

邹鉴："方十二"为王叔和所加，桂林古本《伤寒杂病论》原文为"白头翁汤方"。

下利腹胀满，身体疼痛者，先温其里，乃攻其表。温里宜四逆汤，攻表宜桂枝汤。十三。（四逆汤用前第五方）

桂枝汤方

桂枝（三两，去皮）　芍药（三两）　甘草（二两，炙）　生姜（三两，切）　大枣（十二枚，擘）

上五味，以水七升，煮取三升，去滓，温服一升，须臾啜热稀粥一升，以助药力。

邹鉴："十三。（四逆汤用前第五方）"桂林古本《伤寒杂病论》原文为"四逆汤方见前"。"甘草（二两，炙）"原文为"甘草（二两）"。"大枣（十二枚，擘）"原文为"大枣十二枚（劈）"。桂枝汤用法，在"以助药力"，王叔和遗漏了"如不差，再服，余如将息禁忌法"。

下利欲饮水者，以有热故也，白头翁汤主之。十四。（用前第十二方）

邹鉴："十四。（用前第十二方）"桂林古本《伤寒杂病论》原文为"方见前"。

下利谵语者，有燥屎也，宜小承气汤。方十五。

大黄（四两，酒洗）　枳实（三枚，炙）　厚朴（二两，去皮，炙）

上三味，以水四升，煮取一升二合，去滓，分二服。初一服，谵语止，若更衣者，停后服，不尔尽服之。

邹鉴："方十五"桂林古本《伤寒杂病论》原文为"小承气汤方"。"厚朴（二两，去皮，炙）"原文为"厚朴（二两，去皮尖）"。"上三味，以水四升，煮取一升二合，去滓，分二服。初一服，谵语止，若更衣者，停后服，不尔尽服之"原文为"右三味，以水四升，先煮二味，取一升二合，去滓，纳大黄，再煮一二沸，去滓，分温二服，一服谵语止，若更衣者，停后服，不尔，尽服之"。

下利后更烦，按之心下濡者，为虚烦也，宜栀子豉汤。方十六。

肥栀子（十四个，擘）　香豉（四合，绵裹）

上二味，以水四升，先煮栀子，取二升半，内豉，更煮取一升半，去滓，分再服。一服得吐，止后服。

邹鉴："方十六"为王叔和所加，桂林古本《伤寒杂病论》原文为"栀子豉汤方"。"肥栀子（十四个，擘）　香豉（四合，绵裹）"原文为"栀子十四枚（劈）　香豉（四合，棉裹）"。"取二升半，内豉"，原文为"取二升，纳豉"。"分再服"原文为"分温再服"。

呕家有痈脓者，不可治呕，脓尽自愈。

邹鉴：与桂林古本《伤寒杂病论》原文同。此条之上，王叔和遗漏了紫参汤方、诃梨勒散方及条文，参看桂林古本《伤寒杂病论》。

呕而脉弱，小便复利，身有微热，见厥者难治。四逆汤主之。十七。（用前第五方）

邹鉴："十七。（用前第五方）"桂林古本《伤寒杂病论》原文"方见前"。

干呕，吐涎沫，头痛者，吴茱萸汤主之。方十八。

吴茱萸（一升，汤洗七遍）　人参（三两）　大枣（十二枚，擘）　生姜（六两，切）

上四味，以水七升，煮取二升，去滓，温服七合，日三服。

邹鉴："方十八"桂林古本《伤寒杂病论》原文为"方见上"。吴茱萸汤方原文在此条之上，原文"呕而胸满者，吴茱萸汤主之"，王叔和遗漏了此条。吴茱萸汤方"吴茱萸（一升，汤洗七遍）　人参（三两）　大枣（十二枚，擘）　生姜（六两，切）"原文为"吴茱萸一升　人参三两　生姜六两（切）　大枣十二枚（擘）"。

呕而发热者，小柴胡汤主之。方十九。

柴胡（八两）　黄芩（三两）　人参（三两）　甘草（三两，炙）　生姜（三两，切）　半夏（半升，洗）　大枣（十二枚，擘）

上七味，以水一斗二升，煮取六升，去滓，更煎取三升，温服一升，日三服。

邹鉴："方十九"为王叔和所加，桂林古本《伤寒杂病论》原文为"小柴胡汤方"。"大枣（十二枚，擘）"原文为"大枣十二枚（擘）"。

伤寒大吐大下之，极虚，复极汗者，其人外气怫郁，复与之水，以发其汗，因得哕。所以然者，胃中寒冷故也。

邹鉴：原文同。

伤寒哕而腹满，视其前后，知何部不利，利之即愈。

邹鉴："知何部不利"桂林古本《伤寒杂病论》原文为"知何部下利"。此条之后，王叔和遗漏很多，参看桂林古本《伤寒杂病论》。

卷第七

辨霍乱病脉证并治第十三

合六法，方六首

问曰：病有霍乱者，何？答曰：呕吐而利，名曰霍乱。

邹鉴："名曰霍乱"桂林古本《伤寒杂病论》原文为"此名霍乱"。

问曰：病发热头痛，身疼恶寒吐利者，此属何病？答曰：此名霍乱。霍乱自吐下，又利止，复更发热也。

邹鉴："此名霍乱"桂林古本《伤寒杂病论》原文为"此非霍乱"。"霍乱自吐下，又利止，复更发热也"原文为"霍乱自吐下，今恶寒，身疼，复更发热，故知非霍乱也"，显然是王叔和错误。

伤寒，其脉微涩者，本是霍乱，今是伤寒，却四五日至阴经，上转入阴，必利，本呕下利者，不可治也。欲似大便，而反失气，仍不利者，此属阳明也，便必鞕，十三日愈。所以然者，经尽故也。

下利后，当便鞕，鞕则能食者愈。今反不能食，到后经中，颇能食，复过一经能食，过之一日当愈，不愈者，不属阳明也。

邹鉴："今是伤寒，却四五日至阴经，上转入阴"桂林古本《伤寒杂病论》原文为"今是伤寒，却四五日，至阴经上，若转入阴者，必利"。"欲似大便"原文为"若欲似大便"。"复过一经能食"原文为"复过一经亦能食"。

恶寒，脉微（一作缓）而复利，利止亡血也，四逆加人参汤主之。方一。

甘草（二两，炙）　附子（一枚，生，去皮，破八片）　干姜（一两半）　人参（一两）

上四味，以水三升，煮取一升二合，去滓，分温再服。

邹鉴："恶寒"桂林古本《伤寒杂病论》原文为"伤寒"。"脉微（一作缓）而复利，利止亡血也"原文为"伤寒脉微而复利，利自止者，亡血也"。"方一"为王叔和所加，原文为"四逆加人参汤方"。"附子（一枚，生，去皮，破八片）"原文为"附子一枚（生用去皮破八片）"。"人参（一两）"原文为"人参三两"。

霍乱，头痛发热，身疼痛，热多欲饮水者，五苓散主之；寒多不用水者，理中丸主之。二。

五苓散方

猪苓（去皮）　白术　茯苓（各十八铢）　桂枝（半两，去皮）　泽泻（一两六铢）

上五味，为散，更治之，白饮和服方寸匕，日三服，多饮暖水，汗出愈。

理中丸方（下有作汤，加减法）

人参　干姜　甘草（炙）　白术（各三两）

上四味，捣筛，蜜和为丸，如鸡子黄许大。以沸汤数合，和一丸，研碎。温服之，日三四，夜二服。腹中未热，益至三四丸，然不及汤。汤法，以四物，依两数切，用水八升，煮取三升，去滓，温服一升，日三服。若脐上筑者，肾气动也，去术，加桂四两。吐多者，去术，加生姜三两。下多者，还用术。悸者，加茯苓二两。渴欲得水者，加术，足前成四两半。腹中痛者，加人参，足前成四两半。寒者，加干姜，足前成四两半。腹满者，去术，加附子一枚。服汤后如食顷，饮热粥一升许，微自温，勿发揭衣被。

邹鉴："霍乱，头痛发热"桂林古本《伤寒杂病论》原文为"霍乱，已，头痛，发热"。"寒多不用水者"原文为"寒多，不饮水者"。

五苓散方："猪苓（去皮）　白术　茯苓（各十八铢）　桂枝（半两，去皮）　泽泻（一两六铢）"原文为"猪苓十八铢　白术十八铢　茯苓十八铢　桂枝半两　泽泻一两六铢"。"为散，更治之"原文为"捣为散"。"汗出愈"原文为"汗出愈，将息如法"。

"理中丸方（下有作汤，加减法）"原文为"理中丸方"。"甘草（炙）"原文为"甘草三两"。"如鸡子黄许大"原文为"如鸡子黄大"。"温服之，日三四"原文为"温服，日三服"。"益至三四丸"原文为"可益至三四丸"。

"然不及汤。汤法，以四物，依两数切，用水八升，煮取三升，去滓，温服一升，日三服。若脐上筑者，肾气动也，去术，加桂四两。吐多者，去术，加生姜三两。下多者，还用术。悸者，加茯苓二两。渴欲得水者，加术，足前成四两半。腹中痛者，加人参，足前成四两半。寒者，加干姜，足前成四两半。腹满者，去术，加附子一枚。服汤后如食顷，饮热粥一升许，微自温，勿发揭衣被。"原文无，为王叔和所加。

吐利止，而身痛不休者，当消息和解其外，宜桂枝汤小和之。方三。

桂枝（三两，去皮）　芍药（三两）　生姜（三两）　甘草（二两，炙）　大枣（十二枚，擘）

上五味，以水七升，煮取三升，去滓，温服一升。

邹鉴："小和之"桂林古本《伤寒杂病论》原文无。"方三"原文无，为王叔和所加，原文为"桂枝汤方"。

吐利汗出，发热恶寒，四肢拘急，手足厥冷者，四逆汤主之。方四。

甘草（二两，炙）　干姜（一两半）　附子（一枚，去皮，破八片）

上三味，以水三升，煮取一升二合，去滓，分温再服，强人可大附子一枚，干姜三两。

邹鉴："方四"桂林古本《伤寒杂病论》原文无，原文为"方见前"。四逆汤方"甘草（二两，炙）　干姜（一两半）　附子（一枚，去皮，破八片）"原文为"甘草二两（炙）　干姜一两半　附子一枚（生用去皮破八片）　人参二两"。"上三味，以水三升，煮取一升二合，去滓，分温再服，强人可大附子一枚，干姜三两"原文为"右四味，以水六升，煮取三升，去滓，分温三服"。

既吐且利，小便复利，而大汗出，下利清谷，内寒外热，脉微欲绝者，四逆汤主之。五。（用前第四方）

邹鉴："五。（用前第四方）"桂林古本《伤寒杂病论》原文为"方见前"。

吐已下断，汗出而厥，四肢拘急不解，脉微欲绝者，通脉四逆加猪胆汤主之。方六。

甘草（二两，炙）　干姜（三两，强人可四两）　附子（大者一枚，生，去皮，破八片）　猪胆汁（半合）

上四味，以水三升，煮取一升二合，去滓，内猪胆汁，分温再服，其脉即来，无猪胆，以羊胆代之。

邹鉴："方六"为王叔和所加，桂林古本《伤寒杂病论》原文为"通脉四逆加猪胆汤方"。"甘草（二两，炙）　干姜（三两，强人可四两）　附子（大者一枚，生，去皮，破八片）　猪胆汁（半合）"原文为"甘草二两（炙）　干姜三两　附子大者一枚（生用）　猪胆汁半合　人参二两"。"上四味，以水三升，煮取一升二合，去滓，内猪胆汁，分温再服，其脉即来，无猪胆，以羊胆代之"原文为"右五味，以水三升，先煮四味，取一升，去滓，纳（内）猪胆汁搅匀，分温再服"。

吐利发汗，脉平小烦者，以新虚，不胜谷气故也。

邹鉴："吐利发汗"桂林古本《伤寒杂病论》原文为"吐、利后，汗出"。

王叔和此篇也有多条遗漏，参照桂林古本《伤寒杂病论》。

辨阴阳易差后劳复病脉证并治第十四

合六法，方六首

邹鉴："辨阴阳易差后劳复病脉证并治第十四"桂林古本《伤寒杂病论》原文为"辨痉阴阳易差后病脉证并治"。"合六法，方六首"原文无。

伤寒阴易之为病，其人身体重，少气，少腹里急，或引阴中拘挛，热上冲胸，头重不欲举，眼中生花（花一作眵），膝胫拘急者，烧裈散主之。方一。

妇人中裈近隐处，取烧作灰。

上一味，水服方寸匕，日三服，小便即利，阴头微肿，此为愈矣。妇人病，取男子裈烧服。

邹鉴："伤寒阴易之为病"桂林古本《伤寒杂病论》原文为"伤寒阴阳易之为病"。"眼中生花（花一作眵）"原文为"眼中生花"。"烧裈散"原文为"烧裩散"。

"方一"原文为"烧裩散方"。"妇人中裈近隐处，取烧作灰。上一味，水服方寸匕，日三服，小便即利，阴头微肿，此为愈矣。妇人病，取男子裈烧服"原文为"右剪取妇人中裩，近隐处，烧灰，以水和服方寸匙，日三服，小便即利，阴头微肿则愈，妇人病取男子裩裆烧，和服如法"。

大病差后劳复者，枳实栀子汤主之。方二。

枳实（三枚，炙）　栀子（十四个，擘）　豉（一升，绵裹）

上三味，以清浆水七升，空煮取四升，内枳实栀子，煮取二升，下豉，更煮五六沸，去滓，温分再服，覆令微似汗。若有宿食者，内大黄如博棋子五六枚，服之愈。

邹鉴：桂林古本《伤寒杂病论》原文："大病差后，劳复者，枳实栀子豉汤主之；若有宿食者，加大黄如博棋子大五六枚。""栀子（十四个，擘）豉（一升，绵裹）"原文为"栀子十四枚（劈）　香豉一升（棉裹）"。"内枳实栀子，煮取二升，下豉"原文为"纳（内）枳实、栀子煮取二升，纳（内）香豉"。

伤寒差以后，更发热，小柴胡汤主之。脉浮者，以汗解之，脉沉实（一作紧）者，以下解之。方三。

柴胡（八两）　人参（二两）　黄芩（二两）　甘草（二两，炙）　生姜（二两）　半夏（半升，洗）　大枣（十二枚，擘）

上七味，以水一斗二升，煮取六升，去滓，再煎取三升，温服一升，日三服。

邹鉴："伤寒差以后，更发热"原文为"伤寒差已后，更发热者"。"脉沉实（一作紧）者"桂林古本《伤寒杂病论》原文为"脉沉实者"。"方三"原文为"小柴胡汤方"。"柴胡（八两）　人参（二两）　黄芩（二两）　甘草（二两，炙）　生姜（二两）　半夏（半升，洗）　大枣（十二枚，擘）"原文为"柴胡八两　黄芩三两　人参三两　甘草三两（炙）　半夏半升　生姜三两（切）　大枣十二枚（劈）"。

大病差后，从腰以下有水气者，牡蛎泽泻散主之。方四。

牡蛎（熬）　泽泻　蜀漆（暖水洗，去腥）　葶苈子（熬）　商陆根（熬）　海藻（洗，去咸）　栝楼根（各等分）

上七味，异捣，下筛为散，更于臼中治之，白饮和服方寸匕，日三服。小便利，止后服。

邹鉴："方四"桂林古本《伤寒杂病论》原文为"牡蛎泽泻散方"。"牡蛎（熬）　泽泻　蜀漆（暖水洗，去腥）　葶苈子（熬）　商陆根（熬）　海藻（洗，去咸）　栝楼根（各等分）"原文为"牡蛎　泽泻　栝蒌根　蜀漆（洗去腥）　葶苈（熬）　商陆根（熬）　海藻（洗去腥）"。"上七味"原文为"右七味等分"。

大病差后，喜唾，久不了了，胸上有寒，当以丸药温之，宜理中丸。方五。

人参　白术　甘草（炙）　干姜（各三两）

上四味，捣筛，蜜和为丸，如鸡子黄许大，以沸汤数合，和一丸，研碎，温服之，日三服。

邹鉴："胸上有寒"原文为"胸上有寒也"。"方五"原文为"方见霍乱"。

伤寒解后，虚羸少气，气逆欲吐，竹叶石膏汤主之。方六。

竹叶（二把）　石膏（一斤）　半夏（半升，洗）　麦门冬（一升，去心）　人参（二两）　甘草（二两，炙）　粳米（半升）

上七味，以水一斗，煮取六升，去滓，内粳米，煮米熟，汤成去米，温服一升，日三服。

邹鉴："气逆欲吐"桂林古本《伤寒杂病论》原文为"气逆欲吐者"。"方六"原文为"竹叶石膏汤方"。"麦门冬（一升，去心）　人参（二两）"原文为"人参三两　麦门冬一升"。"煮取六升"原文为"煮取六味"。

病人脉已解，而日暮微烦，以病新差，人强与谷，脾胃气尚弱，不能消谷，故令微烦，损谷则愈。

邹鉴："病人脉已解，而日暮微烦"桂林古本《伤寒杂病论》原文为"大病已解，而日暮微烦者"。"脾胃气尚弱"原文为"脾胃之气尚弱"。

辨不可发汗病脉证并治第十五

一法，方本阙

夫以为疾病至急，仓卒寻按，要者难得，故重集诸可与不可方治，比之三阴三阳篇中，此易见也。又时有不止是三阳三阴，出在诸可与不可中也。

邹鉴：以下诸卷，其内容大都在桂林古本《伤寒杂病论》条文之中，个别条文为王叔和所增加。王叔和说得也很清楚："重集诸可与不可方治"。所以许多条文与前文重复。此条为王叔和所做的说明。

少阴病，脉细沉数，病为在里，不可发汗。

邹鉴：见桂林古本《伤寒杂病论·辨少阴病脉证并治》。

脉浮紧者，法当身疼痛，宜以汗解之。假令尺中迟者，不可发汗。何以知然？以荣气不足，血少故也。

邹鉴：见桂林古本《伤寒杂病论·辨太阳病脉证并治中》。"何以知然"

原文为"所以然者"。"血少故也"原文为"血弱故也"。

少阴病，脉微，不可发汗，亡阳故也。

邹鉴：见桂林古本《伤寒杂病论·辨少阴病脉证并治》。

脉濡而弱，弱反在关，濡反在巅，微反在上，涩反在下。微则阳气不足，涩则无血，阳气反微，中风汗出，而反躁烦，涩则无血，厥而且寒，阳微发汗，躁不得眠。

邹鉴：见桂林古本《伤寒杂病论·伤寒例第四》。"阳微发汗"原文为"阳厥发汗"。

动气在右，不可发汗。发汗则衄而渴，心苦烦，饮即吐水。

邹鉴：见桂林古本《伤寒杂病论·伤寒例第四》。"饮即吐水"原文为"饮水即吐"。

动气在左，不可发汗。发汗则头眩，汗不止，筋惕肉眴。

邹鉴：见桂林古本《伤寒杂病论·伤寒例第四》。

动气在上，不可发汗。发汗则气上冲，正在心端。

邹鉴：见桂林古本《伤寒杂病论·伤寒例第四》。"正在心端"原文为"止于心下"。

动气在下，不可发汗。发汗则无汗，心中大烦，骨节苦疼，目运恶寒，食则反吐，谷不得前。

邹鉴：见桂林古本《伤寒杂病论·伤寒例第四》。"发汗则无汗"原文为"发汗则无汗可发"。"骨节苦疼，目运恶寒，食则反吐，谷不得前"原文为"骨节疼痛，目眩恶寒，食则吐谷，气不得前"。

咽中闭塞，不可发汗。发汗则吐血，气微绝，手足厥冷，欲得蜷卧，不能自温。

邹鉴：见桂林古本《伤寒杂病论·伤寒例第四》。"气微绝"原文为"气微欲绝"。

诸脉得数，动微弱者，不可发汗。发汗则大便难，腹中干（一云小便难胞中干），胃躁而烦，其形相象，根本异源。

邹鉴：见桂林古本《伤寒杂病论·伤寒例第四》。"腹中干（一云小便难胞中干），胃躁而烦"原文为"腹中干胃燥而烦"。

脉濡而弱，弱反在关，濡反在巅，弦反在上，微反在下。弦为阳运，微为阴寒，上实下虚，意欲得温。微弦为虚，不可发汗，发汗则寒栗，不能自还。

邹鉴：见桂林古本《伤寒杂病论·伤寒例第四》。

欬者则剧，数吐涎沫，咽中必干，小便不利，心中饥烦，晬时而发，其形似疟，有寒无热，虚而寒栗。欬而发汗，蜷而苦满，腹中复坚。

邹鉴：见桂林古本《伤寒杂病论·伤寒例第四》。"欬者则剧"原文为"咳而发汗，其咳必剧"。"欬而发汗，蜷而苦满，腹中复坚"原文为"蜷而苦满，腹中复坚，命将难全"。

厥，脉紧，不可发汗。发汗则声乱，咽嘶舌萎，声不得前。

邹鉴：见桂林古本《伤寒杂病论·伤寒例第四》。"厥，脉紧"原文为"厥逆脉紧"。

诸逆发汗，病微者难差，剧者言乱，目眩者死（一云谵言目眩睛乱者死），命将难全。

邹鉴：见桂林古本《伤寒杂病论·伤寒例第四》。"剧者言乱，目眩者死（一云谵言目眩睛乱者死），命将难全"原文为"剧者必死"。

太阳病，得之八九日，如疟状，发热恶寒，热多寒少，其人不呕，清便续自可，一日二三度发，脉微而恶寒者，此阴阳俱虚，不可更发汗也。

邹鉴：见桂林古本《伤寒杂病论·辨太阳病脉证并治上》。"脉微而恶寒者，此阴阳俱虚，不可更发汗也"原文为"脉微缓者，为欲愈也；脉微而恶寒，此阴阳俱虚，不可更发汗、更吐下也"。

太阳病，发热恶寒，热多寒少，脉微弱者，无阳也，不可发汗。

邹鉴：见桂林古本《伤寒杂病论·辨太阳病脉证并治上》。"脉微弱者，无阳也"原文为"若脉微弱者，此无阳也"。

咽喉干燥者，不可发汗。

邹鉴：见桂林古本《伤寒杂病论·辨太阳病脉证并治中》。

亡血不可发汗，发汗则寒栗而振。

邹鉴：见桂林古本《伤寒杂病论·辨太阳病脉证并治中》。"亡血"原文为"亡血家"。

衄家不可发汗。汗出必额上陷，脉急紧，直视不能眴，不得眠。（音见上）

邹鉴：见桂林古本《伤寒杂病论·辨太阳病脉证并治中》。"脉急紧"原文为"脉当紧"。

汗家不可发汗，发汗必恍惚心乱，小便已，阴疼，宜禹余粮丸。一。（方本阙）

邹鉴：见桂林古本《伤寒杂病论·辨太阳病脉证并治中》。原文："汗家重发汗，必恍惚心乱，小便已阴痛，与禹余粮丸。""一。（方本阙）"原文为"禹余粮丸方：禹余粮四两　人参三两　附子二枚　五味子三合　茯苓三两　干姜三两　右六味，蜜为丸，如梧桐子大，每服二十丸"。

淋家不可发汗。发汗必便血。

邹鉴：见桂林古本《伤寒杂病论·辨太阳病脉证并治中》。

疮家虽身疼痛，不可发汗，汗出则痉。

邹鉴：见桂林古本《伤寒杂病论·辨太阳病脉证并治中》。

下利不可发汗，汗出必胀满。

邹鉴：见桂林古本《伤寒杂病论·辨厥阴病脉证并治》。"下利不可发汗"原文为"下利清谷，不可攻表"。

欬而小便利，若失小便者，不可发汗，汗出则四肢厥逆冷。

邹鉴：桂林古本《伤寒杂病论》原文无，见《脉经·卷七·病不可发汗证第一》。《脉经》原文："咳而小便利，若失小便，不可攻其表，汗出则厥逆冷。"

伤寒一二日至四五日厥者，必发热。前厥者，后必热；厥深者，热亦深；厥微者，热亦微。厥应下之，而反发汗者，必口伤烂赤。

邹鉴：见桂林古本《伤寒杂病论·辨少阳病脉证并治》。"前厥者，后必热"原文为"前热者，后必厥"。

伤寒脉弦细，头痛发热者，属少阳，少阳不可发汗。

邹鉴：见桂林古本《伤寒杂病论·辨少阳病脉证并治》。"少阳不可发汗"原文为"不可发汗"。

伤寒头痛，翕翕发热，形象中风，常微汗出。自呕者，下之益烦，心懊憹如饥；发汗则致痉，身强，难以伸屈；熏之则发黄，不得小便，久则发咳唾。

邹鉴：桂林古本《伤寒杂病论》原文无，见《脉经·卷七·病不可发汗证第一》。

太阳与少阳并病，头项强痛，或眩冒，时如结胸，心下痞鞕者，不可发汗。

邹鉴：见桂林古本《伤寒杂病论·辨太阳病脉证并治下》。"不可发汗"原文为"当刺大椎第一间、肺俞、肝俞，慎不可发汗，发汗则谵语，脉弦大"。

太阳病发汗，因致痉。

邹鉴：见桂林古本《伤寒杂病论·辨痉阴阳易差后病脉证并治》。"太阳病发汗"原文为"太阳病，发汗太多"。

少阴病，咳而下利，谵语者，此被火气劫故也。小便必难，以强责少阴汗也。

邹鉴：见桂林古本《伤寒杂病论·辨少阴病脉证并治》。"此被火气劫故也"原文为"被火气劫故也"。

少阴病，但厥无汗，而强发之，必动其血，未知从何道出，或从口鼻，或从目出者，是名下厥上竭，为难治。

邹鉴：见桂林古本《伤寒杂病论·辨少阴病脉证并治》。"或从目出者"原文为"或从耳出者"。

辨可发汗病脉证并治第十六

合四十一法，方一十四首

大法，春夏宜发汗。

邹鉴：桂林古本《伤寒杂病论》无，见《脉经·卷七·病可发汗证第二》。

凡发汗，欲令手足俱周，时出似漐漐然，一时间许益佳。不可令如水流离。若病不解，当重发汗。汗多者必亡阳，阳虚不得重发汗也。

邹鉴：桂林古本《伤寒杂病论·辨太阳病脉证并治上》桂枝汤用法："遍身漐漐微似有汗者益佳，不可令如水流漓，病必不除。若一服汗出，病差，停后服，不必尽剂。若不汗，更服依前法。"桂林古本《伤寒杂病论·伤寒例第四》云："凡发汗，欲令遍身漐漐微似汗，不可令如水流漓。若病不解，当重发汗；若汗多者，不得重发汗，亡阳故也。"

凡服汤发汗，中病便止，不必尽剂也。

邹鉴：桂林古本《伤寒杂病论·伤寒例第四》云："凡服汤发汗，中病便止，不必尽剂。"

凡云可发汗，无汤者，丸散亦可用，要以汗出为解，然不如汤随证良验。

邹鉴：桂林古本《伤寒杂病论》无，见《脉经·卷七·病可发汗证第二》。

太阳病，外证未解，脉浮弱者，当以汗解，宜桂枝汤。方一。

桂枝（三两，去皮） 芍药（三两） 甘草（二两，炙） 生姜（三两，切）大枣（十二枚，擘）

上五味，以水七升，煮取三升，去滓，温服一升，啜粥将息，如初法。

邹鉴：见桂林古本《伤寒杂病论·辨太阳病脉证并治中》。"方一"原文为"见上卷"。

脉浮而数者，可发汗，属桂枝汤证。二。（用前第一方，一法用麻黄汤）

邹鉴：桂林古本《伤寒杂病论》原文无，见《脉经·卷七·病可发汗证第二》。《脉经》原文："太阳病，脉浮而数者，可发其汗，属桂枝汤证。"

阳明病，脉迟，汗出多，微恶寒者，表未解也，可发汗，属桂枝汤证。三。（用前第一方）

邹鉴：见桂林古本《伤寒杂病论·辨阳明病脉证并治》。"属桂枝汤证"原文为"宜桂枝汤"，"三。（用前第一方）"原文为"桂枝汤方"。

夫病脉浮大，问病者，言但便鞕尔。设利者，为大逆。鞕为实，汗出而解。何以故？脉浮当以汗解。

邹鉴：桂林古本《伤寒杂病论》原文无，见《脉经·卷七·病可发汗证第二》。《脉经》原文："夫病脉浮大，问病者，言但坚耳。设利者为虚，大逆，坚为实，汗出而解。何以故？脉浮，当以汗解。"

伤寒，其脉不弦紧而弱，弱者必渴，被火必谵语，弱者发热脉浮，解之，当汗出愈。

邹鉴：见桂林古本《伤寒杂病论·辨太阳病脉证并治中》。"伤寒"原文为"形似伤寒"。"弱者发热脉浮"原文为"弱而发热，脉浮者"。

病人烦热，汗出即解，又如疟状，日晡所发热者，属阳明也。脉浮虚者，当发汗，属桂枝汤证。四。（用前第一方）

邹鉴：见桂林古本《伤寒杂病论·辨阳明病脉证并治》。原文为"病人烦热，汗出则解，又如疟状，日晡所发热者，属阳明也；脉实者，宜下之；脉浮大者，宜发汗。下之与大承气汤；发汗宜桂枝汤。（方见前）"

病常自汗出者，此为荣气和，荣气和者，外不谐，以卫气不共荣气谐和故尔。以荣行脉中，卫行脉外，复发其汗，荣卫和则愈，属桂枝汤证。五。（用前第一方）

邹鉴：见桂林古本《伤寒杂病论·辨太阳病脉证并治中》。原文为"病人常自汗出者，此为营气和，卫气不谐也，所以然者，营行脉中，卫行脉外，卫气不共营气和谐故也，复发其汗则愈，宜桂枝汤。（方见上卷）"

病人脏无他病，时发热，自汗出而不愈者，此卫气不和也，先其时发汗则愈，属桂枝汤证。六。（用前第一方）

邹鉴：见桂林古本《伤寒杂病论·辨太阳病脉证并治中》。"属桂枝汤证"原文为"宜桂枝汤证"。"六。（用前第一方）"原文为"方见上卷"。

脉浮而紧，浮则为风，紧则为寒，风则伤卫，寒则伤荣，荣卫俱病，骨节烦疼，可发其汗，宜麻黄汤。方七。

麻黄（三两，去节）　桂枝（二两）　甘草（一两，炙）　杏仁（七十个，去皮尖）

上四味，以水八升，先煮麻黄，减二升，去上沫，内诸药，煮取二升半，去滓，温服八合。温覆取微似汗，不须啜粥，余如桂枝将息。

邹鉴：见桂林古本《伤寒杂病论·伤寒例第四》。"可发其汗，宜麻黄汤。方七"原文为"当发其汗，而不可下也"，麻黄汤为王叔和所加。

太阳病不解，热结膀胱，其人如狂，血自下，下者愈。其外未解者，尚未可攻，当先解其外，属桂枝汤证。八。（用前第一方）

邹鉴：见桂林古本《伤寒杂病论·辨太阳病脉证并治中》。"其外未解者"原文为"其外不解者"。"当先解其外，属桂枝汤证"原文为"当先解外。外解已，但少腹急结者，乃可攻之，宜桃仁承气汤。桃仁承气汤方：桃仁五十个（去皮尖）　大黄四两　桂枝二两　甘草二两（炙）　芒硝二两　右五味，以水七升，煮四味，取二升，去滓，纳芒硝，更上火微沸，下火，先食温服五合，日三服，当微利"。

太阳病，下之微喘者，表未解也，宜桂枝加厚朴杏子汤。方九。

桂枝（三两，去皮）　芍药（三两）　生姜（三两，切）　甘草（二两，炙）　厚朴（二两，炙，去皮）　杏仁（五十个，去皮尖）　大枣（十二枚，擘）

上七味，以水七升，煮取三升，去滓，温服一升。

邹鉴：见桂林古本《伤寒杂病论·辨太阳病脉证并治中》。"表未解也"原文为"表未解故也"。"宜桂枝加厚朴杏子汤"原文为"桂枝加厚朴杏子汤主之"。"方九"原文为"桂枝加厚朴杏子汤方"。"桂枝（三两，去皮）"原文为"桂枝三两"；"厚朴（二两，炙，去皮）"原文为"厚朴二两"；"杏仁（五十个，去皮尖）"原文为"杏仁五十枚（去皮尖）"；"大枣（十二枚，擘）"原文为"大枣十二枚（劈）"。

"煮取三升"原文为"微火煮取三升"；"温服一升"原文为"温服一

升，覆取微似汗"。

伤寒脉浮紧，不发汗，因致衄者，属麻黄汤证。十。（用前第七方）

邹鉴：见桂林古本《伤寒杂病论·辨太阳病脉证并治中》。"属麻黄汤证"原文为"麻黄汤主之"。"十。（用前第七方）"原文为"方见上"。

阳明病，脉浮无汗而喘者，发汗则愈，属麻黄汤证。十一（用前第七方）

邹鉴：见桂林古本《伤寒杂病论·辨阳明病脉证并治》。"属麻黄汤证"原文为"宜麻黄汤"。"十一（用前第一方）"原文为"方见前"。

太阴病，脉浮者，可发汗，属桂枝汤证。十二。（用前第一方）

邹鉴：见桂林古本《伤寒杂病论·辨太阴病脉证并治》。"属桂枝汤证"原文为"宜桂枝汤"。"十二。（用前第一方）"原文为"桂枝汤方"。

太阳病，脉浮紧，无汗，发热，身疼痛，八九日不解，表证仍在，当复发汗。服汤已，微除，其人发烦目瞑，剧者必衄，衄乃解。所以然者，阳气重故也。属麻黄汤证。十三。（用前第七方）

邹鉴：见桂林古本《伤寒杂病论·辨太阳病脉证并治中》。"当复发汗"原文为"此当发其汗"。"属麻黄汤证"原文为"麻黄汤主之"。"服汤已"原文为"服药已"。"十三。（用前第七方）"原文为"方见上"。

脉浮者，病在表，可发汗，属麻黄汤证。十四。（用前第七方。一法用桂枝汤）

邹鉴：见桂林古本《伤寒杂病论·辨太阳病脉证并治中》。"属麻黄汤证"原文为"宜麻黄汤"。"十四。（用前第七方。一法用桂枝汤）"原文为"方见上"。

伤寒不大便六七日，头痛有热者，与承气汤。其小便清者（一云大便青），知不在里，续在表也，当须发汗。若头痛者，必衄，属桂枝汤证。十五。（用前第一方）

邹鉴：见桂林古本《伤寒杂病论·辨太阳病脉证并治中》。"其小便清者（一云大便青），知不在里，续在表也，当须发汗。若头痛者，必衄，属桂枝汤证。十五。（用前第一方）"原文为"其小便清者，知不在里，仍在表也，当须发汗，宜桂枝汤。（方见上卷）"

下利腹胀满，身体疼痛者，先温其里，乃攻其表。温里宜四逆汤，攻表宜桂枝汤。十六。（用前第一方）

四逆汤方

甘草（二两，炙）　干姜（一两半）　附子（一枚，生，去皮，破八片）

上三味，以水三升，煮取一升二合，去滓，分温再服。强人可大附子一枚，干姜三两。

下利后，身疼痛，清便自调者，急当救表，宜桂枝汤发汗。十七。（用前第一方）

邹鉴：以上两条原为一条，见桂林古本《伤寒杂病论·辨太阳病脉证并治中》。原文为"伤寒，医下之，续得下利清谷不止，身疼痛者，急当救里；后身疼痛，清便自调者，急当救表；救里宜四逆汤，救表宜桂枝汤。（方见上卷）"

太阳病，头痛发热，汗出恶风寒者，属桂枝汤证。十八。（用前第一方）

邹鉴：见桂林古本《伤寒杂病论·辨太阳病脉证并治上》。"汗出恶风寒者"原文为"汗出，恶风"。"属桂枝汤证"原文为"桂枝汤主之"。"十八。（用前第一方）"原文为"方见前"。

太阳中风，阳浮而阴弱。阳浮者，热自发；阴弱者，汗自出。啬啬恶寒，淅淅恶风，翕翕发热，鼻鸣干呕者，属桂枝汤证。十九。（用前第一方）

邹鉴：见桂林古本《伤寒杂病论·辨太阳病脉证并治上》。"属桂枝汤证"原文为"桂枝汤主之"。"十九。（用前第一方）"原文为"桂枝汤方"。

太阳病，发热汗出者，此为荣弱卫强，故使汗出，欲救邪风，属桂枝汤证。二十。（用前第一方）

邹鉴：见桂林古本《伤寒杂病论·辨太阳病脉证并治中》。"欲救邪风，属桂枝汤证"原文为"欲救邪风者，宜桂枝汤"。"二十。（用前第一方）"原文为"方见上卷"。

太阳病，下之后，其气上冲者，属桂枝汤证。二十一。（用前第一方）

邹鉴：见桂林古本《伤寒杂病论·辨太阳病脉证并治上》。"属桂枝汤证。二十一。（用前第一方）"原文为"可与桂枝汤，方用前法，若不上冲者，不可与之"。

太阳病，初服桂枝汤，反烦不解者，先刺风池、风府，却与桂枝汤则愈。二十二。（用前第一方）

邹鉴：见桂林古本《伤寒杂病论·辨太阳病脉证并治上》。"先刺风池、风府，却与桂枝汤则愈。二十二。（用前第一方）"原文为"先刺风府、风池，却与桂枝汤"。

烧针令其汗，针处被寒，核起而赤者，必发奔豚。气从少腹上撞心者，灸其核上各一壮，与桂枝加桂汤。方二十三。

桂枝（五两，去皮）　甘草（二两，炙）　大枣（十二枚，擘）　芍药（三两）　生姜（三两，切）

上五味，以水七升，煮取三升，去滓，温服一升。本云桂枝汤，今加桂，满五两。所以加桂者，以能泄奔豚气也。

邹鉴：见桂林古本《伤寒杂病论·辨太阳病脉证并治中》。"气从少腹上撞心者"原文为"气从少腹上冲心者"。"方二十三"原文为"桂枝加桂汤方"。"桂枝（五两，去皮）"原文为"桂枝五两"；"大枣（十二枚，擘）"原文为"大枣十二枚（劈）"。

太阳病，项背强几几，反汗出恶风者，宜桂枝加葛根汤。方二十四。

葛根（四两）　麻黄（三两，去节）　甘草（二两，炙）　芍药（三两）　桂枝（二两）　生姜（三两）　大枣（十二枚，擘）

上七味，以水一斗，煮麻黄、葛根，减二升，去上沫，内诸药，煮取三升，去滓，温服一升，覆取微似汗，不须啜粥助药力，余将息依桂枝法。（注见第二卷中）

邹鉴：见桂林古本《伤寒杂病论·辨太阳病脉证并治上》。"反汗出恶风者"原文为"及汗出，恶风者"。"宜桂枝加葛根汤"原文为"桂枝加葛根汤主之"。"方二十四"原文为"桂枝加葛根汤方"。"葛根（四两）　麻黄（三两，去节）　甘草（二两，炙）　芍药（三两）　桂枝（二两）　生姜（三两）　大枣（十二枚，擘）"原文为"葛根四两　芍药二两　桂枝二两（去皮）　甘草二两（炙）　生姜三两（切）　大枣十二枚（劈）"。"上七味，以水一斗，煮麻黄、葛根，减二升，去上沫，内诸药，煮取三升，去滓，温服一升，覆取微似汗，不须啜粥助药力，余将息依桂枝法。（注见第二卷中）"原文为"右六味，以水一斗，先煮葛根减二升，去上沫，纳诸药，煮取三升，去滓，温服一升，覆取微似汗，不须啜粥，余如桂枝法将息及禁忌"。

太阳病，项背强几几，无汗恶风者，属葛根汤证。二十五。（用前第二十四方）

邹鉴：见桂林古本《伤寒杂病论·辨太阳病脉证并治中》。"属葛根汤证"原文为"葛根汤主之"。"二十五。（用前第二十四方）"原文为"葛根汤方"。

太阳与阳明合病,必自下利,不呕者,属葛根汤证。二十六。(用前方。一云,用后第二十八方)

太阳与阳明合病,不下利,但呕者,宜葛根加半夏汤。方二十七。

葛根(四两) 半夏(半升,洗) 大枣(十二枚,擘) 桂枝(去皮,二两) 芍药(二两) 甘草(二两,炙) 麻黄(三两,去节) 生姜(三两)

上八味,以水一斗,先煮葛根、麻黄,减二升,去上沫,内诸药,煮取三升,去滓,温服一升,覆取微似汗。

邹鉴:以上两条见桂林古本《伤寒杂病论·辨太阳病脉证并治中》。"太阳与阳明合病,必自下利,不呕者,属葛根汤证""太阳与阳明合病,不下利,但呕者,宜葛根加半夏汤"原文为"太阳与阳明合病者,必自下利,葛根汤主之。若不下利,但呕者,葛根加半夏汤主之"。

"方二十七"原文为"葛根加半夏汤方"。"大枣(十二枚,擘)"原文为"大枣十二枚(擘)"。"桂枝(去皮,二两)"原文为"桂枝三两(去皮)"。"生姜(三两)"原文为"生姜三两(切)"。"覆取微似汗"原文为"覆取微似汗,余如桂枝法"。

太阳病,桂枝证,医反下之,利遂不止,脉促者,表未解也,喘而汗出者,宜葛根黄芩黄连汤。方二十八。(促作纵)

葛根(八两) 黄连(三两) 黄芩(三两) 甘草(二两,炙)

上四味,以水八升,先煮葛根,减二升,内诸药,煮取二升,去滓,分温再服。

邹鉴:见桂林古本《伤寒杂病论·辨太阳病脉证并治中》。"表未解也"原文为"热未解也"。"宜葛根黄芩黄连汤"原文为"葛根黄芩黄连甘草汤主之"。"方二十八"原文为"葛根黄连黄芩甘草汤方"。"内诸药"原文为"去上沫,纳诸药"。

太阳病,头痛发热,身疼腰痛,骨节疼痛,恶风无汗而喘者,属麻黄汤证。二十九。(用前第七方)

邹鉴:见桂林古本《伤寒杂病论·辨太阳病脉证并治中》。"属麻黄汤证"原文为"麻黄汤主之"。"二十九。(用前第七方)"原文为"麻黄汤方"。

太阳与阳明合病,喘而胸满者,不可下,属麻黄汤证。三十。(用前第七方)

邹鉴：见桂林古本《伤寒杂病论·辨太阳病脉证并治中》。"不可下，属麻黄汤证"原文为"不可下也，宜麻黄汤"。"三十。（用前第七方）"原文为"方见上"。

太阳中风，脉浮紧，发热恶寒，身疼痛，不汗出而烦躁者，大青龙汤主之。若脉微弱，汗出恶风者，不可服之，服之则厥逆，筋惕肉瞤，此为逆也。大青龙汤方。三十一。

麻黄（六两，去节）桂枝（二两，去皮）杏仁（四十枚，去皮尖）甘草（二两，炙）石膏（如鸡子大，碎）生姜（三两，切）大枣（十二枚，擘）

上七味，以水九升，先煮麻黄，减二升，去上沫，内诸药，煮取三升，温服一升，覆取微似汗。汗出多者，温粉粉之。一服汗者，勿更服。若复服，汗出多者，亡阳，遂（一作逆）虚，恶风烦躁，不得眠也。

邹鉴：见桂林古本《伤寒杂病论·辨太阳病脉证并治中》。"三十一"为王叔和所加。"石膏（如鸡子大，碎）"原文为"石膏如鸡子黄大（碎）"。"大枣（十二枚，擘）"原文为"大枣十二枚（劈）"。"覆取微似汗"原文为"取微似汗"。"汗出多者"原文为"汗多者"。"一服汗者，勿更服"原文为"一服汗出停后服"。"若复服，汗出多者"原文为"若复服汗多"。

阳明中风，脉弦浮大而短气，腹都满，胁下及心痛，久按之，气不通，鼻干不得汗，嗜卧，一身及目悉黄，小便难，有潮热，时时哕，耳前后肿，刺之小差，外不解，过十日，脉续浮者，与小柴胡汤。脉但浮，无余证者，与麻黄汤（用前第七方）不溺，腹满加哕者，不治。三十二。

小柴胡汤方

柴胡（八两）黄芩（三两）人参（三两）甘草（三两，炙）生姜（三两，切）半夏（半升，洗）大枣（十二枚，擘）

上七味，以水一斗二升，煮取六升，去滓，再煎取三升，温服一升，日三服。

邹鉴：见桂林古本《伤寒杂病论·辨阳明病脉证并治》。"鼻干不得汗"原文为"鼻干不得涕"。"过十日"原文为"病过十日"。"与麻黄汤（用前第七方）不溺"原文为"与麻黄汤，若不尿"。"三十二"原文为"小柴胡汤见上"。

太阳病，十日以去，脉浮而细，嗜卧者，外已解也。设胸满胁痛者，与

小柴胡汤；脉但浮者，与麻黄汤。三十三。（并用前方）

邹鉴：见桂林古本《伤寒杂病论·辨太阳病脉证并治中》。"十日以去，脉浮而细，嗜卧者"原文为"十日已去，脉浮细而嗜卧者"。"设胸满胁痛者"原文为"设胸满，胁痛"。"三十三。（并用前方）"原文为"方见上"。

伤寒脉浮缓，身不疼，但重，乍有轻时，无少阴证者，可与大青龙汤发之。三十四。（用前第三十一方）

邹鉴：见桂林古本《伤寒杂病论·辨太阳病脉证并治中》。"伤寒"原文为"太阳中风"。"三十四。（用前第三十一方）"原文为"方见上"。

伤寒表不解，心下有水气，干呕，发热而咳，或渴，或利，或噎，或小便不利、少腹满，或喘者，宜小青龙汤。方三十五。

麻黄（二两，去节）　芍药（二两）　桂枝（二两，去皮）　甘草（二两，炙）

细辛（二两）　五味子（半升）　半夏（半升，洗）　干姜（三两）

上八味，以水一斗，先煮麻黄，减二升，去上沫，内诸药，煮取三升，去滓，温服一升。若渴，去半夏，加栝楼根三两。若微利，去麻黄，加荛花如一鸡子，熬令赤色。若噎，去麻黄，加附子一枚，炮。若小便不利，少腹满，去麻黄，加茯苓四两。若喘，去麻黄，加杏仁半升，去皮尖。且荛花不治利，麻黄主喘，今此语反之。疑非仲景意。（注见第三卷中）

邹鉴：见桂林古本《伤寒杂病论·辨太阳病脉证并治中》。"宜小青龙汤"原文为"小青龙汤主之"。"方三十五"原文为"小青龙汤方"。

"麻黄（二两，去节）　芍药（二两）　桂枝（二两，去皮）　甘草（二两，炙）　细辛（二两）　五味子（半升）　半夏（半升，洗）　干姜（三两）"原文为"麻黄三两（去节）　芍药三两　细辛三两　桂枝三两　干姜三两　甘草三两　五味子半升　半夏半升（洗）"。

"温服一升"原文为"温服一升，日三服"。"若微利，去麻黄，加荛花如一鸡子，熬令赤色。若噎，去麻黄，加附子一枚，炮"原文为"若微利，若噎者，去麻黄，加附子一枚"。"少腹满"原文为"少腹满者"。"若喘，去麻黄"原文为"若喘者"。"且荛花不治利，麻黄主喘，今此语反之。疑非仲景意。（注见第三卷中）"原文无。

伤寒，心下有水气，欬而微喘，发热不渴，服汤已渴者，此寒去欲解也，属小青龙汤证。三十六。（用前方）

邹鉴：见桂林古本《伤寒杂病论·辨太阳病脉证并治中》。"欬而微喘"原文为"咳而微喘"。"属小青龙汤证"原文为"小青龙汤主之"。"三十六。（用前方）"原文为"方见上"。

中风往来寒热，伤寒五六日以后，胸胁苦满，嘿嘿不欲饮食，烦心喜呕，或胸中烦而不呕，或渴，或腹中痛，或胁下痞鞕，或心下悸，小便不利，或不渴，身有微热，或欬者，属小柴胡汤证。三十七。（用前第三十二方）

邹鉴：见桂林古本《伤寒杂病论·辨太阳病脉证并治中》。"中风往来寒热，伤寒五六日以后"原文为"伤寒五六日，中风，往来寒热"。"或欬者"原文为"而咳者"。"属小柴胡汤证"原文为"小柴胡汤主之"。"三十七。（用前第三十二方）"原文为"小柴胡汤方"。"烦心喜呕"原文为"心烦喜呕"。

伤寒四五日，身热恶风，颈项强，胁下满，手足温而渴者，属小柴胡汤证。三十八。（用前第三十二方）

邹鉴：见桂林古本《伤寒杂病论·辨太阳病脉证并治中》。"属小柴胡汤证"原文为"小柴胡汤主之"。"三十八。（用前第三十二方）"原文为"方见上"。

伤寒六七日，发热微恶寒，支节烦疼，微呕，心下支结，外证未去者，柴胡桂枝汤主之。方三十九。

柴胡（四两）　黄芩（一两半）　人参（一两半）　桂枝（一两半，去皮）　生姜（一两半，切）　半夏（二合半，洗）　芍药（一两半）　大枣（六枚，擘）　甘草（一两，炙）

上九味，以水六升，煮取三升，去滓，温服一升，日三服。本云人参汤，作如桂枝法，加半夏柴胡黄芩，如柴胡法，今著人参，作半剂。

邹鉴：见桂林古本《伤寒杂病论·辨太阳病脉证并治下》。"方三十九"原文为"柴胡桂枝汤方"。"桂枝（一两半，去皮）"原文为"桂枝一两半"。"半夏（二合半，洗）"原文为"半夏二合半"。"大枣（六枚，擘）"原文为"大枣六枚"。"以水六升"原文为"以水七升"。"本云人参汤，作如桂枝法，加半夏柴胡黄芩，如柴胡法，今著人参，作半剂"原文无。

少阴病，得之二三日，麻黄附子甘草汤微发汗，以二三日无证，故微发汗也。四十。

麻黄（二两，去根节）　甘草（二两，炙）　附子（一枚，炮，去皮，破八片）

上三味，以水七升，先煮麻黄一二沸，去上沫，内诸药，煮取二升半，去滓，温服八合，日三服。

邹鉴：见桂林古本《伤寒杂病论·辨少阴病脉证并治》。"以二三日无证"原文为"以二三日无里证"。"四十"原文为"麻黄附子甘草汤方"。

"麻黄（二两，去根节）"原文为"麻黄二两"。"内诸药，煮取二升半"原文为"纳（内）诸药，煮取三升"。"温服八合"原文为"温服一升"。

脉浮，小便不利，微热消渴者，与五苓散，利小便，发汗。四十一。

猪苓（十八铢，去皮）　茯苓（十八铢）　白术（十八铢）　泽泻（一两六铢）桂枝（半两，去皮）

上五味，捣为散，以白饮和服方寸匕，日三服，多饮暖水，汗出愈。

邹鉴：见桂林古本《伤寒杂病论·辨太阳病脉证并治中》。"脉浮"原文为"若脉浮"。"桂枝（半两，去皮）"原文为"桂枝半两"。"方寸匕"原文为"方寸匙"。"汗出愈"原文为"汗出愈，如法将息"。

卷第八

辨发汗后病脉证并治第十七

合二十五法，方二十四首

二阳并病，太阳初得病时，发其汗，汗先出不彻，因转属阳明，续自微汗出，不恶寒。若太阳病证不罢者，不可下，下之为逆，如此可小发汗。设面色缘缘正赤者，阳气怫郁在表，当解之熏之。若发汗不彻，不足言，阳气怫郁不得越，当汗不汗，其人烦躁，不知痛处，乍在腹中，乍在四肢，按之不可得，其人短气，但坐以汗出不彻故也，更发汗则愈。何以知汗出不彻，以脉涩故知也。

邹鉴：见桂林古本《伤寒杂病论·辨太阳病脉证并治中》。"如此可小发汗"原文为"如此可小发其汗"。"阳气怫郁在表"原文为"阳气怫郁在表也"。"不足言"原文为"彻不足言"。"当汗不汗，其人烦躁"原文为"当汗之不汗，则其人烦躁"。"按之不可得，其人短气，但坐以汗出不彻故也，更发汗则愈"原文为"按之不可得，更发汗，则愈；若其人短气，但坐者，以汗出不彻故也"。"以脉涩故知也"原文为"以脉涩故知之也"。

未持脉时，病人叉手自冒心，师因教试令欬，而不即欬者，此必两耳聋无闻也。所以然者，以重发汗虚故如此。

邹鉴：见桂林古本《伤寒杂病论·辨太阳病脉证并治中》。"师因教试令欬，而不即欬者，此必两耳聋无闻也"原文为"师因试教令咳，而不咳者，此必两耳聋无所闻也"。

发汗后，饮水多必喘，以水灌之亦喘。

发汗后，水药不得入口为逆。若更发汗，必吐下不止。

邹鉴：以上两条见桂林古本《伤寒杂病论·辨太阳病脉证并治中》。

阳明病，本自汗出，医更重发汗，病已差，尚微烦不了了者，必大便鞕故也。以亡津液，胃中干燥，故令大便鞕。当问小便日几行，若本小便日三四行，今日再行，故知大便不久出。今为小便数少，以津液当还入胃中，故知不久必大便也。

邹鉴：见桂林古本《伤寒杂病论·辨阳明病脉证并治》。"必大便鞕故也"原文为"此必大便鞕故也"。"当问小便日几行"原文为"当问其小便日几行"。"故知大便不久出"原文为"则知大便不久必出"。"今为小便数少，以津液当还入胃中"原文为"以小便数少，津液当还入胃中"。

发汗多，若重发汗者，亡其阳，谵语。脉短者死，脉自和者不死。

邹鉴：见于桂林古本《伤寒杂病论·辨阳明病脉证并治》。"发汗多，若重发汗者，亡其阳"原文为"阳明病，发汗多，若重发汗，以亡其阳"。

伤寒发汗已，身目为黄，所以然者，以寒湿（一作温）在里不解故也。以为不可下也，于寒湿中求之。

邹鉴：见于桂林古本《伤寒杂病论·辨阳明病脉证并治》。"以寒湿（一作温）在里不解故也"原文为"以寒湿在里不解故也"。"以为不可下也"原文为"不可汗也"。"于寒湿中求之"原文为"当于寒湿中求之"。

病人有寒，复发汗，胃中冷，必吐蛔。

邹鉴：见桂林古本《伤寒杂病论·辨太阳病脉证并治中》。"必吐蛔"原文为"必吐逆"，原文正确。

太阳病，发汗，遂漏不止，其人恶风，小便难，四肢微急，难以屈伸者，属桂枝加附子汤。方一。

桂枝（三两，去皮）　芍药（三两）　甘草（二两，炙）　生姜（三两，切）　大枣（十二枚，擘）　附子（一枚，炮）

上六味，以水七升，煮取三升，去滓，温服一升。本云桂枝汤，今加附子。

邹鉴：见桂林古本《伤寒杂病论·辨太阳病脉证并治上》。"属桂枝加附子汤"原文为"桂枝加附子汤主之"。"方一"原文为"桂枝加附子汤方"。"大枣（十二枚，擘）　附子（一枚，炮）"原文为"大枣十二枚（擘）　附子一枚（炮去皮破八片）"。"温服一升。本云桂枝汤，今加附子"原文为"温服一升，日三服。将息如桂枝汤法"。

太阳病，初服桂枝汤，反烦不解者，先刺风池、风府，却与桂枝汤则愈。方二。

桂枝（三两，去皮）　芍药（三两）　生姜（三两，切）　甘草（二两，炙）

大枣（十二枚，擘）

上五味，以水七升，煮取三升，去滓，温服一升。须臾啜热稀粥一升，以助药力。

邹鉴：见桂林古本《伤寒杂病论·辨太阳病脉证并治上》。"却与桂枝汤则愈。方二"原文为"却与桂枝汤"。

服桂枝汤，大汗出，脉洪大者，与桂枝汤，如前法。若形似疟，一日再发者，汗出必解，属桂枝二麻黄一汤。方三。

桂枝（一两十七铢）　芍药（一两六铢）　麻黄（十六铢，去节）　生姜（一两六铢）　杏仁（十六个，去皮尖）　甘草（一两二铢，炙）　大枣（五枚，擘）

上七味，以水五升，先煮麻黄一二沸，去上沫，内诸药，煮取二升，去滓，温服一升，日再服。本云桂枝汤二分，麻黄汤一分，合为二升，分再服，今合为一方。

邹鉴：见桂林古本《伤寒杂病论·辨太阳病脉证并治上》。原文："太阳病，服桂枝汤后，大汗出，脉洪大者，与白虎汤；若形似疟，一日再发者，宜桂枝二麻黄一汤。""方三"原文为"桂枝二麻黄一汤方"。

"桂枝（一两十七铢）　芍药（一两六铢）　麻黄（十六铢，去节）　生姜（一两六铢）　杏仁（十六个，去皮尖）　甘草（一两二铢，炙）　大枣（五枚，擘）　上七味，以水五升，先煮麻黄一二沸，去上沫，内诸药，煮取二升，去滓，温服一升，日再服。本云桂枝汤二分，麻黄汤一分，合为二升，分再服，今合为一方"原文为"即桂枝汤二升，麻黄汤一升，合为三升，每服一升，日三服，将息如桂枝汤法"。

服桂枝汤，大汗出后，大烦渴不解，脉洪大者，属白虎加人参汤。方四。

知母（六两）　石膏（一斤，碎，绵裹）　甘草（二两，炙）　粳米（六合）　人参（二两）

上五味，以水一斗，煮米熟，汤成去滓，温服一升，日三服。

邹鉴：见桂林古本《伤寒杂病论·辨太阳病脉证并治上》。原文："太阳病，服桂枝汤后，大汗出，大烦渴，脉洪大者，白虎加人参汤主之。""方四"原文为"白虎加人参汤方"。

"知母（六两）　石膏（一斤，碎，绵裹）　甘草（二两，炙）　粳米（六合）　人参（二两）　上五味，以水一斗，煮米熟，汤成去滓，温服一升，日三服"原文为"即白虎汤加人参三两"。

伤寒脉浮，自汗出，小便数，心烦，微恶寒，脚挛急，反与桂枝，欲攻其表，此误也。得之便厥，咽中干，烦躁吐逆者，作甘草干姜汤与之，以复其阳；若厥愈足温者，更作芍药甘草汤与之，其脚即伸；若胃气不和，谵语者，少与调胃承气汤；若重发汗，复加烧针者，与四逆汤。五。

甘草干姜汤方

甘草（四两，炙） 干姜（二两）

上二味，以水三升，煮取一升五合，去滓，分温再服。

芍药甘草汤方

白芍药（四两） 甘草（四两，炙）

上二味，以水三升，煮取一升五合，去滓，分温再服。

调胃承气汤方

大黄（四两，去皮，清酒洗） 甘草（二两，炙） 芒消（半升）

上三味，以水三升，煮取一升，去滓，内芒消，更上微火煮，煮令沸，少少温服之。

四逆汤方

甘草（二两，炙） 干姜（一两半） 附子（一枚，生用，去皮，破八片）

上三味，以水三升，煮取一升二合，去滓，分温再服。强人可大附子一枚，干姜三两。

邹鉴：见桂林古本《伤寒杂病论·辨太阳病脉证并治上》。"反与桂枝"原文为"反与桂枝汤"。"与四逆汤"原文为"四逆汤主之"。"五"为王叔和所加。

甘草干姜汤方中"干姜（二两）"原文为"干姜二两（炮）"。

调胃承气汤方："大黄（四两，去皮，清酒洗） 甘草（二两，炙） 芒消（半升） 上三味，以水三升，煮取一升，去滓，内芒消，更上微火煮，煮令沸，少少温服之"原文为"甘草一两（炙） 芒硝半斤 大黄四两（酒洗） 上三味，以水三升，煮二物，取一升，去滓，纳芒硝，更上微火一两沸，顿服之"。

四逆汤方："甘草（二两，炙） 干姜（一两半） 附子（一枚，生用，去皮，破八片）"原文为"人参二两　甘草二两（炙）干姜一两半　附子一枚（炮去皮破八片）"。"上三味"原文为"右四味"。

太阳病，脉浮紧，无汗，发热，身疼痛，八九日不解，表证仍在，此当复发汗。服汤已，微除，其人发烦目瞑，剧者必衄，衄乃解。所以然者，阳气重故也，宜麻黄汤。方六。

麻黄（三两，去节）　桂枝（二两，去皮）　甘草（一两，炙）　杏仁（七十个，去皮尖）

上四味，以水九升，先煮麻黄减二升，去上沫，内诸药，煮取二升半，去滓，温服八合，覆取微似汗，不须啜粥。

邹鉴：见桂林古本《伤寒杂病论·辨太阳病脉证并治中》。"此当复发汗"原文为"此当发其汗"。"服汤已"原文为"服药已"。"宜麻黄汤"原文为"麻黄汤主之"。"方六"原文为"方见上"。

伤寒发汗，已解半日许，复烦，脉浮数者，可更发汗，属桂枝汤证。七。（用前第二方）

邹鉴：见桂林古本《伤寒杂病论·辨太阳病脉证并治中》。"脉浮数者"原文为"脉浮紧者"。"属桂枝汤证"原文为"宜桂枝汤"。"七。（用前第二方）"原文为"方见上卷"。

发汗后，身疼痛，脉沉迟者，属桂枝加芍药生姜各一两人参三两新加汤。方八。

桂枝（三两，去皮）　芍药（四两）　生姜（四两）　甘草（二两，炙）　人参（三两）　大枣（十二枚，擘）

上六味，以水一斗二升，煮取三升，去滓，温服一升。本云桂枝汤，今加芍药生姜人参。

邹鉴：见桂林古本《伤寒杂病论·辨太阳病脉证并治中》。"属桂枝加芍药生姜各一两人参三两新加汤"原文为"桂枝去芍药加人参生姜汤主之"。"方八"原文为"桂枝去芍药加人参生姜汤方"。"芍药（四两）"原文无。"上六味"原文为"右五味"。"温服一升。本云桂枝汤，今加芍药生姜人参"原文为"温服一升，日三服"。

发汗后，不可更行桂枝汤，汗出而喘，无大热者，可与麻黄杏子甘草石膏汤。方九。

麻黄（四两，去节）　杏仁（五十个，去皮尖）　甘草（二两，炙）　石膏（半升，碎）

上四味，以水七升，先煮麻黄，减二升，去上沫，内诸药，煮取二升，去滓，温服一升。本云，黄耳杯。

邹鉴：见桂林古本《伤寒杂病论·辨太阳病脉证并治中》。"发汗后"原文为"发汗若下后"。"方九"原文为"麻黄杏子甘草石膏汤方"。"石膏（半升，碎）"原文为"石膏半斤碎（棉裹）"。"温服一升。本云，黄耳杯"原文为"温服一升，日再服"。

发汗过多，其人叉手自冒心，心下悸，欲得按者，属桂枝甘草汤。方十。

桂枝（二两，去皮）　甘草（二两，炙）

上二味，以水三升，煮取一升，去滓，顿服。

邹鉴：见桂林古本《伤寒杂病论·辨太阳病脉证并治中》。"属桂枝甘草汤"原文为"桂枝甘草汤主之"。"方十"原文为"桂枝甘草汤方"。"桂枝（二两，去皮）"原文为"桂枝（四两，去皮）"。

发汗后，其人脐下悸者，欲作奔豚，属茯苓桂枝甘草大枣汤。方十一。

茯苓（半斤）　桂枝（四两，去皮）　甘草（二两，炙）　大枣（十五枚，擘）

上四味，以甘烂水一斗，先煮茯苓减二升，内诸药，煮取三升，去滓，温服一升，日三服。

作甘烂水法：取水二斗，置大盆内，以杓扬之，水上有珠子五六千颗相逐，取用之。

邹鉴：见桂林古本《伤寒杂病论·辨太阳病脉证并治中》。"欲作奔豚"原文为"欲作奔豚也"。"方十一"原文为"茯苓桂枝甘草大枣汤方"。"桂枝（四两，去皮）"原文为"桂枝（四两）"。"大枣（十五枚，擘）"原文为"大枣十五枚（劈）"。

发汗后，腹胀满者，属厚朴生姜半夏甘草人参汤。方十二。

厚朴（半斤，炙）　生姜（半斤）　半夏（半升，洗）　甘草（二两，炙）　人参（一两）

上五味，以水一斗，煮取三升，去滓，温服一升，日三服。

邹鉴：见桂林古本《伤寒杂病论·辨太阳病脉证并治中》。"属厚朴生姜半夏甘草人参汤"原文为"厚朴生姜半夏甘草人参汤主之"。"方十二"原文为"厚朴生姜半夏甘草人参汤方"。"厚朴（半斤，炙）　生姜（半斤）"原文为"厚朴半斤（炙去皮）　生姜半斤（切）"。

发汗，病不解，反恶寒者，虚故也，属芍药甘草附子汤。方十三。

芍药（三两）　甘草（三两）　附子（一枚，炮，去皮，破六片）

上三味，以水三升，煮取一升二合，去滓，分温三服。疑非仲景方。

邹鉴：见桂林古本《伤寒杂病论·辨太阳病脉证并治中》。"属芍药甘草附子汤"原文为"芍药甘草附子汤主之"。"方十三"原文为"芍药甘草附子汤方"。"甘草（三两）　附子（一枚，炮，去皮，破六片）"原文为"甘草三两（炙）　附子一枚（炮去皮破八片）"。"以水三升，煮取一升二合"原文为"以水五升，煮取一升五合"。"疑非仲景方"为后世所加。

发汗后，恶寒者，虚故也；不恶寒，但热者，实也，当和胃气，属调胃承气汤证。十四。（用前第五方，一法用小承气汤）

邹鉴：见桂林古本《伤寒杂病论·辨太阳病脉证并治中》。"属调胃承气汤证"原文为"与调胃承气汤"。"十四。（用前第五方，一法用小承气汤）"原文为"方见上卷"。

太阳病，发汗后，大汗出，胃中干，烦躁不得眠，欲得饮水者，少少与饮之，令胃气和则愈。若脉浮，小便不利，微热消渴者，属五苓散。方十五。

猪苓（十八铢，去皮）　泽泻（一两六铢）　白术（十八铢）　茯苓（十八铢）桂枝（半两，去皮）

上五味，捣为散，以白饮和服方寸匕，日三服，多饮暖水，汗出愈。

邹鉴：见桂林古本《伤寒杂病论·辨太阳病脉证并治中》。"属五苓散"原文为"五苓散主之"。"方十五"原文为"五苓散方"。"桂枝（半两，去皮）"原文为"桂枝半两"。"方寸匕"原文为"方寸匙"。"汗出愈"原文为"汗出愈，如法将息"。

发汗已，脉浮数，烦渴者，属五苓散证。十六。（用前第十五方）

邹鉴：见桂林古本《伤寒杂病论·辨太阳病脉证并治中》。"发汗已，脉浮数，烦渴者，属五苓散证"原文为"太阳病，发汗已，脉浮弦，烦渴者，五苓散主之"。"十六。（用前第十五方）"原文为"方见上"。

伤寒汗出而渴者，宜五苓散；不渴者，属茯苓甘草汤。方十七。

茯苓（二两）　桂枝（二两）　甘草（一两，炙）　生姜（一两）

上四味，以水四升，煮取二升，去滓，分温三服。

邹鉴：见桂林古本《伤寒杂病论·辨太阳病脉证并治中》。"伤寒汗出而渴者"原文为"伤寒汗出而渴，小便不利者"。"属茯苓甘草汤"原文为"茯苓甘草汤主之"。"方十七"原文为"茯苓甘草汤方"。"生姜（一两）"

原文为"生姜三两（切）"。

太阳病发汗，汗出不解，其人仍发热，心下悸，头眩，身𤺡动，振振欲擗（一作僻）地者，属真武汤。方十八。

茯苓（三两）　芍药（三两）　生姜（三两，切）　附子（一枚，炮，去皮，破八片）　白术（二两）

上五味，以水八升，煮取三升，去滓，温服七合，日三服。

邹鉴：见桂林古本《伤寒杂病论·辨太阳病脉证并治中》。"属真武汤"原文为"真武汤主之"。"方十八"原文为"真武汤方"。

伤寒汗出解之后，胃中不和，心下痞鞕，干噫食臭，胁下有水气，腹中雷鸣下利者，属生姜泻心汤。方十九。

生姜（四两）　甘草（三两，炙）　人参（三两）　干姜（一两）　黄芩（三两）　半夏（半升，洗）　黄连（一两）　大枣（十二枚，擘）

上八味，以水一斗，煮取六升，去滓，再煎取三升，温服一升，日三服。生姜泻心汤，本云理中人参黄芩汤，去桂枝、术，加黄连，并泻肝法。

邹鉴：见桂林古本《伤寒杂病论·辨太阳病脉证并治下》。"属生姜泻心汤"原文为"生姜泻心汤主之"。"方十九"原文为"生姜泻心汤方"。"半夏（半升，洗）"原文为"半夏半升"。"大枣（十二枚，擘）"原文为"大枣十五枚（劈）"。"生姜泻心汤，本云理中人参黄芩汤，去桂枝、术，加黄连，并泻肝法"原文无。

伤寒发热，汗出不解，心中痞鞕，呕吐而下利者，属大柴胡汤。方二十。

柴胡（半斤）　枳实（四枚，炙）　生姜（五两）　黄芩（三两）　芍药（三两）　半夏（半升，洗）　大枣（十二枚，擘）

上七味，以水一斗二升，煮取六升，去滓，再煎取三升，温服一升，日三服。一方加大黄二两，若不加，恐不名大柴胡汤。

邹鉴：见桂林古本《伤寒杂病论·辨太阳病脉证并治下》。"呕吐而下利者"原文为"呕吐而不利者"。"属大柴胡汤"原文为"大柴胡汤主之"。"方二十"原文为"方见前"。

阳明病，自汗出，若发汗，小便自利者，此为津液内竭，虽鞕不可攻之。须自欲大便，宜蜜煎导而通之。若土瓜根及大猪胆汁，皆可为导。二十一。

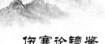
蜜煎方

食蜜（七合）

上一味，于铜器内，微火煎，当须凝如饴状，搅之勿令焦着，欲可丸，并手捻作挺，令头锐，大如指许，长二寸。当热时急作，冷则鞕。以内谷道中，以手急抱，欲大便时，乃去之。疑非仲景意，已试甚良。

又大猪胆一枚，泻汁，和少许法醋，以灌谷道内，如一食顷，当大便，出宿食恶物，甚效。

邹鉴：见桂林古本《伤寒杂病论·辨阳明病脉证并治》。"虽鞕不可攻之"原文为"便虽鞕不可攻之"。"须自欲大便"原文为"当须自欲大便"。"若土瓜根"原文为"若王瓜根"。"二十一"原文无，为王叔和所加。"蜜煎方"原文为"蜜煎导方"。

"上一味，于铜器内，微火煎，当须凝如饴状，搅之勿令焦着，欲可丸，并手捻作挺，令头锐，大如指许，长二寸。当热时急作，冷则鞕。以内谷道中，以手急抱，欲大便时，乃去之。疑非仲景意，已试甚良"原文为"右一味，纳铜器中，微火煎之，稍凝如饴状，搅之勿令焦著，可丸时，并手捻作挺，令头锐，大如指，长二寸许，当热时急作，冷则鞕，纳谷道中，以手紧抱，欲大便时乃去之"。

"又大猪胆一枚，泻汁，和少许法醋，以灌谷道内，如一食顷，当大便，出宿食恶物，甚效"原文为"猪胆汁方：大猪胆一枚。右一味，泄汁，和醋少许，灌谷道中，如一食顷，当大便出宿食甚多"。

太阳病，三日发汗不解，蒸蒸发热者，属胃也，属调胃承气汤证。二十二。（用前第五方）

邹鉴：见桂林古本《伤寒杂病论·辨阳明病脉证并治》。"三日"原文为"二日"。"属胃也"原文为"属阳明也"。"属调胃承气汤证"原文为"调胃承气汤主之"。"二十二。（用前第五方）"原文为"方见前"。

大汗出，热不去，内拘急，四肢疼，又下利厥逆而恶寒者，属四逆汤证。二十三。（用前第五方）

邹鉴：见桂林古本《伤寒杂病论·辨厥阴病脉证并治》。"又下利"原文为"复下利"。"属四逆汤证"原文为"四逆汤主之"。"二十三。（用前第五方）"原文为"四逆汤方"。

发汗后不解，腹满痛者，急下之，宜大承气汤。方二十四。

大黄（四两，酒洗）　厚朴（半斤，炙）　枳实（五枚，炙）　芒消（三合）

上四味，以水一斗，先煮二物，取五升，内大黄，更煮取二升，去滓，内芒消，更一二沸，分再服。得利者，止后服。

邹鉴：见桂林古本《伤寒杂病论·辨阳明病脉证并治》。"发汗后不解"原文为"发汗，不解"。"方二十四"原文为"方见前"。

发汗多，亡阳谵语者，不可下，与柴胡桂枝汤，和其荣卫，以通津液，后自愈。方二十五。

柴胡（四两）　桂枝（一两半，去皮）　黄芩（一两半）　芍药（一两半）　生姜（一两半）　大枣（六个，擘）　人参（一两半）　半夏（二合半，洗）　甘草（一两，炙）

上九味，以水六升，煮取三升，去滓，温服一升，日三服。

邹鉴：桂林古本《伤寒杂病论》原文无，见《脉经·卷七·病发汗以后证第三》。《脉经》无方。

辨不可吐第十八

合四证

太阳病，当恶寒发热，今自汗出，反不恶寒发热，关上脉细数者，以医吐之过也。若得病一二日吐之者，腹中饥，口不能食；三四日吐之者，不喜糜粥，欲食冷食，朝食暮吐。以医吐之所致也，此为小逆。

太阳病，吐之，但太阳病当恶寒，今反不恶寒，不欲近衣者，此为吐之内烦也。

邹鉴：见桂林古本《伤寒杂病论·辨太阳病脉证并治中》。"若得病一二日吐之者"原文为"一二日吐之者"。"朝食暮吐。以医吐之所致也，此为小逆"原文为"朝食暮吐，此为小逆"。

"太阳病，吐之，但太阳病当恶寒，今反不恶寒，不欲近衣者，此为吐之内烦也"原文为"若不恶寒，又不欲近衣者，此为内烦；皆医吐之所致也"。

少阴病，饮食入口则吐，心中温温欲吐，复不能吐。始得之，手足寒，脉弦迟者，此胸中实，不可下也。若膈上有寒饮干呕者，不可吐也，当温之。

邹鉴：见桂林古本《伤寒杂病论·辨少阴病脉证并治》。"心中温温欲吐"原文为"或心中温温欲吐"。"不可下也"原文为"不可下也，当吐之"。

诸四逆厥者，不可吐之，虚家亦然。

邹鉴：见桂林古本《伤寒杂病论·伤寒例第四》。

辨可吐第十九

合二法，五证

大法，春宜吐。

邹鉴：桂林古本《伤寒杂病论》原文无，见《脉经·卷七·病可吐证第四》。

凡用吐，汤中病便止，不必尽剂也。

邹鉴：见桂林古本《伤寒杂病论·伤寒例第四》。

病如桂枝证，头不痛，项不强，寸脉微浮，胸中痞鞕，气上撞咽喉，不得息者，此为有寒，当吐之。（一云，此以内有久痰，宜吐之）

邹鉴：见桂林古本《伤寒杂病论·辨太阳病脉证并治下》。"气上撞咽喉"原文为"气上咽喉"。"此为有寒，当吐之。（一云，此以内有久痰，宜吐之）"原文为"此为胸有寒也，当吐之，宜瓜蒂散"。

瓜蒂散方

瓜蒂一分（熬）　赤小豆一分

上二味，各别捣筛，为散已，合治之，取一钱匙，以香豉一合，用热汤七合，煮作稀糜，去滓，取汁，和散温顿服之，不吐者，少少加，得快吐乃止。诸亡血虚家，不可与。

病胸上诸实（一作寒），胸中郁郁而痛，不能食，欲使人按之，而反有涎唾，下利日十余行，其脉反迟，寸口脉微滑，此可吐之。吐之，利则止。

邹鉴：见桂林古本《伤寒杂病论·伤寒例第四》。"病胸上诸实（一作寒)"原文为"凡病胸上诸实"。"下利日十余行，其脉反迟"原文为"下利十余行，其脉反涩"。

少阴病，饮食入口则吐，心中温温欲吐复不能吐者，宜吐之。

邹鉴：见桂林古本《伤寒杂病论·辨少阴病脉证并治》。"心中温温欲吐复不能吐者，宜吐之"原文为"或心中温温欲吐，复不能吐，始得之，手足寒，脉弦迟者，此胸中实，不可下也，当吐之"。

宿食在上管者，当吐之。

邹鉴：见桂林古本《伤寒杂病论·伤寒例第四》。"宿食在上管者"原文为"宿食在上脘者"。

病手足逆冷，脉乍结，以客气在胸中，心下满而烦，欲食不能食者，病在胸中，当吐之。

邹鉴：见桂林古本《伤寒杂病论·辨厥阴病脉证并治》。原文："病人手足厥冷，脉乍紧者，邪结在胸中，心下满而烦，饥不能食者，病在胸中，当须吐之，宜瓜蒂散。"

辨不可下病脉证并治第二十

合四法，方六首

脉濡而弱，弱反在关，濡反在巅，微反在上，涩反在下。微则阳气不足，涩则无血，阳气反微，中风汗出，而反躁烦；涩则无血，厥而且寒。阳微则不可下，下之则心下痞鞕。

邹鉴：见桂林古本《伤寒杂病论·伤寒例第四》。"厥而且寒"原文为"厥而且寒；阳厥发汗，躁不得眠"，王叔和遗漏了"阳厥发汗，躁不得眠"。

动气在右，不可下，下之则津液内竭，咽燥鼻干，头眩心悸也。

动气在左，不可下，下之则腹内拘急，食不下，动气更剧，虽有身热，卧则欲蜷。

动气在上，不可下，下之则掌握热烦，身上浮冷，热汗自泄，欲得水自灌。

动气在下，不可下，下之则腹胀满，卒起头眩，食则下清谷，心下痞也。

咽中闭塞，不可下，下之则上轻下重，水浆不下，卧则欲蜷，身急痛，下利日数十行。

诸外实者，不可下，下之则发微热。亡脉厥者，当齐握热。

诸虚者，不可下，下之则大渴。求水者易愈，恶水者剧。

邹鉴：以上七条见桂林古本《伤寒杂病论·伤寒例第四》。"不可下"原文均为"不可下之"。"食不下"原文为"食饮不下"。"下之则掌握热烦"原文为"下之则掌中热烦"。"食则下清谷，心下痞也"原文为"食则下利清谷，心下痞"。"亡脉厥者，当齐握热"原文为"若亡脉厥者，当脐握热"。

脉濡而弱，弱反在关，濡反在巅，弦反在上，微反在下。弦为阳运，微为阴寒，上实下虚，意欲得温。微弦为虚、虚者不可下也。微则为欬，欬则吐涎，下之则欬止，而利因不休。利不休，则胸中如虫啮，粥入则出，小便不利，两胁拘急，喘息为难，颈背相引，臂则不仁。极寒反汗出，身冷若冰，眼睛不慧，语言不休，而谷气多入，此为除中（亦云消中），口虽欲言，舌不得前。

邹鉴：见桂林古本《伤寒杂病论·伤寒例第四》。"微则为欬，欬则吐涎，下之则欬止"原文为"微弦为咳，咳则吐涎，下之则咳止"。"此为除中（亦云消中）"原文为"此为除中"。

脉濡而弱，弱反在关，濡反在巅，浮反在上，数反在下。浮为阳虚，数为无血。浮为虚，数生热。浮为虚，自汗出而恶寒；数为痛，振而寒栗。微弱在关，胸下为急，喘汗而不得呼吸。呼吸之中，痛在于胁，振寒相持，形如疟状。医反下之，故令脉数发热，狂走见鬼，心下为痞，小便淋漓，少腹甚鞕，小便则尿血也。

邹鉴：见桂林古本《伤寒杂病论·伤寒例第四》。"自汗出而恶寒；数为痛，振而寒栗"原文为"自汗出而恶寒，振而寒栗"。"呼吸之中，痛在于胁，振寒相持"原文为"数为痛，呼吸之中痛在于胁，振寒相搏"。

脉濡而紧，濡则卫气微，紧则荣中寒。阳微卫中风，发热而恶寒，荣紧胃气冷，微呕心内烦。医谓有大热，解肌而发汗，亡阳虚烦躁，心下苦痞坚，表里俱虚竭，卒起而头眩，客热在皮肤，怅怏不得眠。不知胃气冷，紧寒在关元，技巧无所施，汲水灌其身。客热应时罢，栗栗而振寒，重被而覆之，汗出而冒巅。体惕而又振，小便为微难，寒气因水发，清谷不容间。呕变反肠出，颠倒不得安，手足为微逆，身冷而内烦，迟欲从后救，安可复追还。

邹鉴：见桂林古本《伤寒杂病论·伤寒例第四》。"客热应时罢"原文为"客热应时而罢"。"清谷不容间"原文为"清谷不容闲"。

脉浮而大，浮为气实，大为血虚。血虚为无阴，孤阳独下阴部者，小便当赤而难，胞中当虚。今反小便利，而大汗出，法应卫家当微，今反更实，津液四射，荣竭血尽，干烦而不眠，血薄肉消，而成暴（一云黑）液。医复以毒药攻其胃，此为重虚，客阳去有期，必下如污泥而死。

邹鉴：见桂林古本《伤寒杂病论·平脉法第二》。"脉浮而大"原文为

"趺阳脉浮而大"。"法应卫家当微"原文为"法应胃家当微"。"而成暴（一云黑）液"原文为"而成暴液"。

脉浮而紧，浮则为风，紧则为寒，风则伤卫，寒则伤荣，荣卫俱病，骨节烦疼，当发其汗，而不可下也。

邹鉴：见桂林古本《伤寒杂病论·伤寒例第四》。

趺阳脉迟而缓，胃气如经也。趺阳脉浮而数，浮则伤胃，数则动脾，此非本病，医特下之所为也。荣卫内陷，其数先微，脉反但浮，其人必大便鞭，气噫而除。何以言之，本以数脉动脾，其数先微，故知脾气不治，大便鞭，气噫而除。今脉反浮，其数改微，邪气独留，心中则饥，邪热不杀谷，潮热发渴，数脉当迟缓，脉因前后度数如法，病者则饥。数脉不时，则生恶疮也。

邹鉴：见桂林古本《伤寒杂病论·平脉法第二》。"气噫而除"原文为"气噫不除"。"故知脾气不治，大便鞭，气噫而除"原文为"故知脾气不治，大便必鞭，气噫不除"。"数脉当迟缓，脉因前后度数如法，病者则饥"原文为"数脉当迟，缓病者则饥"。

脉数者，久数不止。止则邪结，正气不能复，正气却结于藏，故邪气浮之，与皮毛相得。脉数者，不可下，下之必烦，利不止。

邹鉴：见桂林古本《伤寒杂病论·平脉法第二》。"正气却结于藏"原文为"却结于脏"。

少阴病，脉微，不可发汗，亡阳故也。阳已虚，尺中弱涩者，复不可下之。

邹鉴：见桂林古本《伤寒杂病论·辨厥阴病脉证并治》。

脉浮大，应发汗，医反下之，此为大逆也。

邹鉴：原文无。桂林古本《伤寒杂病论·辨太阳病脉证并治下》云："脉浮大者，宜发汗。"《平脉法第二》云："寸口脉浮而紧，医反下之，此为大逆。"

脉浮而大，心下反鞭，有热。属脏者，攻之，不令发汗；属腑者，不令溲数。溲数则大便鞭，汗多则热愈，汗少则便难，脉迟尚未可攻。

邹鉴：见桂林古本《伤寒杂病论·平脉法第一》。"脉浮而大，心下反鞭，有热"原文为"寸口脉浮而大，有热，心下反鞭"。"汗多则热愈，汗少则便难，脉迟尚未可攻"原文为"汗多则热甚，脉迟者，尚未可攻也"。

桂林古本《伤寒杂病论·伤寒例第四》亦云："脉浮而大，心下反鞭，有热，属脏者，攻之，不令发汗；属腑者，不令溲数。溲数则大便鞕，汗多则越甚，脉迟者，尚未可攻也。"

二阳并病，太阳初得病时，而发其汗，汗先出不彻，因转属阳明，续自微汗出，不恶寒。若太阳证不罢者，不可下，下之为逆。

邹鉴：见桂林古本《伤寒杂病论·辨太阳病脉证并治中》。

结胸证，脉浮大者，不可下，下之即死。

邹鉴：见桂林古本《伤寒杂病论·辨太阳病脉证并治下》。"脉浮大者"原文为"其脉浮大者"。"下之即死"原文为"下之则死"。

太阳与阳明合病，喘而胸满者，不可下。

邹鉴：见桂林古本《伤寒杂病论·辨太阳病脉证并治中》。原文："太阳与阳明合病，喘而胸满者，不可下也，宜麻黄汤。（方见上）"

太阳与少阳合病者，心下鞕，颈项强而眩者，不可下。

邹鉴：桂林古本《伤寒杂病论·辨太阳病脉证并治下》云："太阳少阳并病，心下鞕，颈项强而眩者，当刺大椎、肺俞、肝俞，慎不可下也，下之则痓。"

诸四逆厥者，不可下之，虚家亦然。

邹鉴：见桂林古本《伤寒杂病论·伤寒例第四》。"不可下之"原文为"不可吐之"。

病欲吐者，不可下。

邹鉴：桂林古本《伤寒杂病论》原文无，见《脉经·卷七·病不可下证第六》。

太阳病，有外证未解，不可下，下之为逆。

邹鉴：见桂林古本《伤寒杂病论·辨太阳病脉证并治中》。原文："太阳病，外证未解，不可下也，下之为逆；欲解外者，宜桂枝汤。（方见上卷）"

病发于阳，而反下之，热入因作结胸；病发于阴，而反下之，因作痞。

邹鉴：见桂林古本《伤寒杂病论·辨太阳病脉证并治下》。"热入因作结胸"原文为"热入于里，因作结胸"。"而反下之"原文为"而早下之"。

病脉浮而紧，而复下之，紧反入里，则作痞。

邹鉴：见桂林古本《伤寒杂病论·辨太阳病脉证并治下》。

夫病阳多者热，下之则鞕。

本虚，攻其热必哕。

无阳阴强，大便鞕者，下之必清谷腹满。

邹鉴：以上三条桂林古本《伤寒杂病论》原文无，见《脉经·卷七·病不可下证第六》。"无阳阴强，大便鞕者，下之必清谷腹满"《脉经》原文为"无阳阴强而坚，下之，必清谷而腹满"。

太阴之为病，腹满而吐，食不下，自利益甚，时腹自痛，下之必胸下结鞕。

邹鉴：见桂林古本《伤寒杂病论·辨太阴病脉证并治》。"下之必胸下结鞕"原文为"若下之必胸下结鞕"。

厥阴之为病，消渴，气上撞心，心中疼热，饥而不欲食，食则吐蛔，下之利不止。

邹鉴：见桂林古本《伤寒杂病论·辨厥阴病脉证并治》。"食则吐蛔"原文为"食则吐蚘"。

少阴病，饮食入口则吐，心中温温欲吐，复不能吐。始得之，手足寒，脉弦迟者，此胸中实，不可下也。

邹鉴：见桂林古本《伤寒杂病论·辨少阴病脉证并治》。"心中温温欲吐"原文为"或心中温温欲吐"。

伤寒五六日，不结胸，腹濡，脉虚，复厥者，不可下。此亡血，下之死。

邹鉴：见桂林古本《伤寒杂病论·辨厥阴病脉证并治》。"不可下。此亡血，下之死"原文为"不可下也，此为亡血，下之则死"。

伤寒发热，头痛，微汗出，发汗则不识人；熏之则喘，不得小便，心腹满；下之则短气，小便难，头痛背强；加温针则衄。

邹鉴：桂林古本《伤寒杂病论》原文无，见《脉经·卷七·病不可下证第六》。《脉经》原文："伤寒，发热，但头痛，微汗出。发其汗，则不识人。熏之，则喘，不得小便，必腹满。下之，则短气而腹满，小便难，头痛背强。加温针，则必衄。"

伤寒，脉阴阳俱紧，恶寒发热，则脉欲厥。厥者，脉初来大，渐渐小，更来渐大，是其候也。如此者，恶寒甚者，翕翕汗出，喉中痛；若热多者，目赤脉多，睛不慧。医复发之，咽中则伤；若复下之，则两目闭。寒多便清谷，热多便脓血；若熏之，则身发黄；若熨之，则咽燥。若小便利者，可救之；若小便难者，为危殆。

邹鉴：见桂林古本《伤寒杂病论·伤寒例第四》。"为危殆"原文为

"危殆也"。

伤寒发热，口中勃勃气出，头痛目黄，衄不可制，贪水者，必呕，恶水者，厥。若下之，咽中生疮，假令手足温者，必下重，便脓血。头痛目黄者，若下之，则目闭。贪水者，若下之，其脉必厥，其声嘤，咽喉塞；若发汗，则战栗，阴阳俱虚。恶水者，若下之，则里冷，不嗜食，大便完谷出；若发汗，则口中伤，舌上白胎，烦躁。脉数实，不大便六七日，后必便血；若发汗，则小便自利也。

邹鉴：见桂林古本《伤寒杂病论·伤寒例第四》。"贪水者，必呕"原文为"阴阳俱虚，贪水者必呕"。"咽中生疮"原文为"则咽中生疮"。"若下之，则目闭"原文为"下之则目闭"。"贪水者，若下之，其脉必厥，其声嘤"原文为"贪水者，下之则脉厥；其声嘤嘤"。"若发汗，则战栗，阴阳俱虚"原文为"汗之则战栗"。"恶水者，若下之，则里冷"原文为"恶水者，下之则里冷"。"若发汗，则口中伤，舌上白胎"原文为"汗之则口中伤，舌上白苔"。"脉数实"原文为"脉反数"。"若发汗，则小便自利也"原文为"小便不利也"。

得病二三日，脉弱，无太阳柴胡证，烦躁心下痞，至四日，虽能食，以承气汤，少少与微和之，令小安，至六日，与承气汤一升。若不大便六七日，小便少，虽不大便，但头鞭，后必溏，未定成鞭，攻之必溏；须小便利，屎定鞭，乃可攻之。

邹鉴：见桂林古本《伤寒杂病论·辨阳明病脉证并治》。"烦躁心下痞，至四日"原文为"烦躁，心下鞭，至四五日"。"以承气汤"原文为"以小承气汤"。"与承气汤一升"原文为"与小承气汤一升"。"小便少"原文为"小便少者"。"但头鞭"原文为"但初头鞭"。

脏结无阳证，不往来寒热，其人反静，舌上胎滑者，不可攻也。

邹鉴：见桂林古本《伤寒杂病论·辨太阳病脉证并治下》。

伤寒呕多，虽有阳明证，不可攻之。

邹鉴：见桂林古本《伤寒杂病论·辨阳明病脉证并治》。

阳明病，潮热，大便微鞭者，可与大承气汤；不鞭者，不可与之。若不大便六七日，恐有燥屎，欲知之法，少与小承气汤，汤入腹中，转失气者，此有燥屎也，乃可攻之。若不转失气者，此但初头鞭，后必溏，不可攻之，攻之必胀满，不能食也，欲饮水者，与水则哕。其后发热者，大便必复鞭而少也，宜小承气汤和之。不转失气者，慎不可攻也。大承气汤。方一。

大黄（四两）　厚朴（八两，炙）　枳实（五枚，炙）芒消（三合）

上四味，以水一斗，先煮二味，取五升，下大黄，煮取二升，去滓，下芒消，再煮一二沸，分二服，利则止后服。

小承气汤方

大黄（四两，酒洗）　厚朴（二两，炙，去皮）　枳实（三枚，炙）

上三味，以水四升，煮取一升二合，去滓，分温再服。

邹鉴：见桂林古本《伤寒杂病论·辨阳明病脉证并治》。"可与大承气汤"原文为"可以大承气汤"。"大便必复鞭而少也，宜小承气汤和之"原文为"必大便复鞭而少也，以小承气汤和之"。"大承气汤。方一"原文为"方见前"。

伤寒中风，医反下之，其人下利日数十行，谷不化，腹中雷鸣，心下痞鞭而满，干呕，心烦不得安。医见心下痞，谓病不尽，复下之，其痞益甚。此非结热，但以胃中虚，客气上逆，故使鞭也，属甘草泻心汤。方二。

甘草（四两，炙）　黄芩（三两）　干姜（三两）　大枣（十二枚，擘）　半夏（半升，洗）　黄连（一两）

上六味，以水一斗，煮取六升，去滓，再煎，取三升，温服一升，日三服。（有人参，见第四卷中）

邹鉴：见桂林古本《伤寒杂病论·辨太阳病脉证并治下》。"属甘草泻心汤"原文为"甘草泻心汤主之"。"方二"原文为"甘草泻心汤方"。"半夏（半升，洗）"原文为"半夏半升"。"大枣（十二枚，擘）"原文为"大枣十二枚（劈）"。

下利脉大者，虚也，以强下之故也。设脉浮革，因尔肠鸣者，属当归四逆汤。方三。

当归（三两）　桂枝（三两，去皮）　细辛（三两）　甘草（二两，炙）　通草（二两）　芍药（三两）　大枣（二十五枚，擘）

上七味，以水八升，煮取三升，去滓，温服一升半，日三服。

邹鉴：桂林古本《伤寒杂病论》原文无，见《脉经·卷七·病不可下证第六》，原文无方。《脉经》原文："下利，其脉浮大，此为虚，以强下之故也，设脉浮革，因尔肠鸣，属当归四逆汤。"

阳明病，身合色赤，不可攻之，必发热色黄者，小便不利也。

邹鉴：见桂林古本《伤寒杂病论·辨阳明病脉证并治》。"阳明病"原文为"阳明证"。"身合色赤"原文为"眼合色赤"。"必发热"原文为"攻之必发热"。

阳明病，心下鞕满者，不可攻之。攻之，利遂不止者，死；利止者，愈。

邹鉴：见桂林古本《伤寒杂病论·辨阳明病脉证并治》。"阳明病"原文为"阳明证"。

阳明病，自汗出，若发汗，小便自利者，此为津液内竭，虽鞕，不可攻之。须自欲大便，宜蜜煎导而通之，若土瓜根，及猪胆汁，皆可为导。方四。

食蜜（七合）

右一味，于铜器内，微火煎，当须凝如饴状，搅之，勿令焦着，欲可丸，并手捻作挺，令头锐，大如指，长二寸许。当热时急作，冷则鞕，以内谷道中，以手急抱，欲大便时，乃去之。疑非仲景意，已试甚良。又大猪胆一枚，泻汁，和少许法醋，以灌谷道内。如一食顷，当大便，出宿食恶物，甚效。

邹鉴：见桂林古本《伤寒杂病论·辨阳明病脉证并治》。"虽鞕"原文为"便虽鞕"。"须自欲大便"原文为"当须自欲大便"。"若土瓜根，及猪胆汁"原文为"若王瓜根，及大猪胆汁"。

"于铜器内，微火煎，当须凝如饴状，搅之，勿令焦着，欲可丸"原文为"纳铜器中，微火煎之，稍凝如饴状，搅之，勿令焦著，可丸时"。"以内谷道中，以手急抱"原文为"纳谷道中，以手紧抱"。

"疑非仲景意，已试甚良。又大猪胆一枚，泻汁，和少许法醋，以灌谷道内。如一食顷，当大便，出宿食恶物，甚效"原文为"猪胆汁方：大猪胆一枚。右一味，泄汁，和醋少许，灌谷道中，如一食顷，当大便出宿食甚多"。

辨可下病脉证并治第二十一

合四十四法，方一十一首

大法，秋宜下。

邹鉴：桂林古本《伤寒杂病论》原文无，见《脉经·卷七·病可下证第七》。

凡可下者，用汤胜丸散，中病便止，不必尽剂也。

邹鉴：此条为王叔和撰。桂林古本《伤寒杂病论·伤寒例第四》云："凡服下汤，得利便止，不必尽剂。"

阳明病，发热，汗多者，急下之，宜大柴胡汤。方一。（一法用小承气汤）

柴胡（八两）　枳实（四枚，炙）　生姜（五两）　黄芩（三两）　芍药（三两）　大枣（十二枚，擘）　半夏（半升，洗）

上七味，以水一斗二升，煮取六升，去滓，更煎取三升，温服一升，日三服。一方云，加大黄二两，若不加，恐不成大柴胡汤。

邹鉴：见桂林古本《伤寒杂病论·辨阳明病脉证并治》。"宜大柴胡汤。方一。（一法用小承气汤）"原文为"宜小承气汤。（方见前）"。

少阴病，得之二三日，口燥咽干者，急下之，宜大承气汤。方二。

大黄（四两，酒洗）　厚朴（半斤，炙，去皮）　枳实（五枚，炙）　芒消（三合）

上四味，以水一斗，先煮二物，取五升，内大黄，更煮取二升，去滓，内芒消，更上微火一两沸，分温再服。得下，余勿服。

邹鉴：见桂林古本《伤寒杂病论·辨少阴病脉证并治》。"大黄（四两，酒洗）"原文为"大黄四两（洗）"。"厚朴（半斤，炙，去皮）"原文为"厚朴半斤（去皮炙用）"。"内大黄"原文为"去滓，纳（内）大黄"。"更上微火一两沸"原文为"更上火令一二沸"。"得下，余勿服"原文为"一服得利，止后服"。

少阴病，六七日腹满不大便者，急下之，宜大承气汤。三。（用前第二方）

邹鉴：见桂林古本《伤寒杂病论·辨少阴病脉证并治》。"三。（用前第二方）"原文为"方见上"。

少阴病，下利清水，色纯青，心下必痛，口干燥者，可下之，宜大柴胡大承气汤。四。（用前第二方）

邹鉴：见桂林古本《伤寒杂病论·辨少阴病脉证并治》。"宜大柴胡大承气汤"原文为"宜大承气汤"。"四。（用前第二方）"原文为"方见上"。

下利，三部脉皆平，按之心下鞕者，急下之，宜大承气汤。五。（用前第二方）

邹鉴：桂林古本《伤寒杂病论》原文无，见《脉经·卷七·病可下证第七》。《脉经》原文："下利，三部脉皆平，按其心下坚者，可下之，属承气汤证。"

下利，脉迟而滑者，内实也，利未欲止，当下之，宜大承气汤。六。（用前第二方）

邹鉴：桂林古本《伤寒杂病论》原文无，见《脉经·卷八·平呕吐哕下利脉证第十四》，但《脉经》中无方。脉经原文："下利，脉迟而滑者，实也。利未欲止，当下之。"

阳明少阳合病，必下利，其脉不负者，为顺也。负者，失也，互相克贼，名为负也。脉滑而数者，有宿食，当下之，宜大承气汤。七。（用前第二方）

邹鉴：见桂林古本《伤寒杂病论·辨阳明病脉证并治》。"互相克贼"原文为"互相克责"。"有宿食"原文为"有宿食也"。"七。（用前第二方）"原文为"方见前"。

问曰：人病有宿食，何以别之？师曰：寸口脉浮而大，按之反涩，尺中亦微而涩，故知有宿食。当下之，宜大承气汤。八。（用前第二方）

邹鉴：见桂林古本《伤寒杂病论·辨阳明病脉证并治》。"人病有宿食"原文为"阳明宿食"。"故知有宿食。当下之，宜大承气汤"原文为"故知其有宿食也，大承气汤主之"。"八。（用前第二方）"原文为"方见前"。

下利，不欲食者，以有宿食故也，当下之，宜大承气汤。九。（用前第二方）

邹鉴：见桂林古本《伤寒杂病论·辨阳明病脉证并治》。"以有宿食故也"原文为"此为有宿食也"。"当下之，宜大承气汤。九。（用前第二方）"原文无，为王叔和所加。

下利差，至其年月日时复发者，以病不尽故也，当下之，宜大承气汤。十。（用前第二方）

邹鉴：桂林古本《伤寒杂病论》原文无，见《脉经·卷八·平呕吐哕下利脉证第十四》，但《脉经》中无方。脉经原文："下利瘥，至其年月日时复发，此为病不尽，当复下之。"

病腹中满痛者，此为实也，当下之，宜大承气、大柴胡汤。十一。（用前第一、第二方）

邹鉴：桂林古本《伤寒杂病论》原文无，见《脉经·卷八·平腹满寒疝宿食脉证第十一》，但《脉经》中无方。脉经原文："病腹中满痛，为实，当下之。"

下利，脉反滑，当有所去，下乃愈，宜大承气汤。十二。（用前第二方）

邹鉴：桂林古本《伤寒杂病论》原文无，见《脉经·卷八·平呕吐哕下利脉证第十四》，但《脉经》中无方。脉经原文："下利，脉反滑者，当有所去，下乃愈。"

腹满不减，减不足言，当下之，宜大柴胡、大承气汤。十三。（用前第一、第二方）

邹鉴：见桂林古本《伤寒杂病论·辨阳明病脉证并治》。"宜大柴胡、大承气汤"原文为"宜大承气汤"。"十三。（用前第一、第二方）"原文为"方见前"。

伤寒后脉沉，沉者，内实也，下之解，宜大柴胡汤。十四。（用前第一方）

邹鉴：桂林古本《伤寒杂病论》原文无，见于《脉经·卷七·病可下证第七》。《脉经》原文："伤寒后脉沉，沉为内实，下之解，属大柴胡汤证。"

伤寒六七日，目中不了了，睛不和，无表里证，大便难，身微热者，此为实也，急下之，宜大承气、大柴胡汤。十五。（用前第一、第二方）

邹鉴：见桂林古本《伤寒杂病论·辨阳明病脉证并治》。"宜大承气、大柴胡汤"原文为"宜大承气汤"。"十五。（用前第一、第二方）"原文为"方见前"。

太阳病未解，脉阴阳俱停（一作微），必先振栗汗出而解。但阴脉微（一作尺脉实）者，下之而解，宜大柴胡汤。十六。（用前第一方。一法用调胃承气汤）

邹鉴：见桂林古本《伤寒杂病论·辨太阳病脉证并治中》。原文："太阳病未解，脉阴阳俱微者，必先振栗汗出而解；但阳脉微者，先汗出而解；若阴脉实者，下之而解；若欲下之，宜调胃承气汤。（方见上卷）"

脉双弦而迟者，必心下鞕；脉大而紧者，阳中有阴也，可下之，宜大承气汤。十七。（用前第二方）

邹鉴：桂林古本《伤寒杂病论》原文无，见《脉经·卷七·病可下证第七》，但《脉经》中无方。脉经原文："脉双弦迟，心下坚；脉大而紧者，阳中有阴，可下之，属承气汤证。"《脉经·卷八》也见。

结胸者，项亦强，如柔痉状，下之则和。十八。（结胸门用大陷胸丸）

邹鉴：见桂林古本《伤寒杂病论·辨太阳病脉证并治下》。原文："结胸病，头项强，如柔痓状者，下之则和，宜大陷胸丸。""十八。（结胸门用大陷胸丸）"为王叔和所加，原文为大陷胸丸方及其组成用法。

病人无表里证，发热七八日，虽脉浮数者，可下之，宜大柴胡汤。十九。（用前第一方）

邹鉴：见桂林古本《伤寒杂病论·辨阳明病脉证并治》。"宜大柴胡汤。十九。（用前第一方）"原文无，为王叔和所加。

太阳病，六七日表证仍在，脉微而沉，反不结胸，其人发狂者，以热在下焦，少腹当鞕满，而小便自利者，下血乃愈。所以然者，以太阳随经，瘀热在里故也，宜下之。以抵当汤。方二十。

水蛭（三十枚，熬）　桃仁（二十枚，去皮尖）　虻虫（三十枚，去翅足，熬）大黄（三两，去皮，破六片）

上四味，以水五升，煮取三升，去滓，温服一升。不下者，更服。

邹鉴：见桂林古本《伤寒杂病论·辨太阳病脉证并治中》。"宜下之"原文为"抵当汤主之"。"以抵当汤方二十。"原文为"抵当汤方"。"水蛭（三十枚，熬）　桃仁（二十枚，去皮尖）　虻虫（三十枚，去翅足，熬）大黄（三两，去皮，破六片）"原文为"水蛭三十个（熬）　虻虫三十个（去翅足熬）　桃仁二十个（去皮尖）　大黄三两（酒洗）"。"不下者，更服"原文为"不下更服"。

太阳病，身黄，脉沉结，少腹鞕满，小便不利者，为无血也；小便自利，其人如狂者，血证谛，属抵当汤证。二十一。（用前第二十方）

邹鉴：见桂林古本《伤寒杂病论·辨太阳病脉证并治中》。"少腹鞕满"原文为"少腹鞕"。"血证谛，属抵当汤证"原文为"血证谛也，抵当汤主之"。"二十一。（用前第二十方）"原文为"方见前"。

伤寒有热，少腹满，应小便不利，今反利者，为有血也，当下之，宜抵当丸。方二十二。

大黄（三两）　桃仁（二十五个，去皮尖）　虻虫（去翅足，熬）　水蛭（各二十个，熬）

上四味，捣筛，为四丸，以水一升，煮一丸，取七合服之，晬时当下血，若不下者，更服。

邹鉴：见桂林古本《伤寒杂病论·辨太阳病脉证并治中》。"当下之，宜抵当丸"原文为"当下之，可不余药，宜抵当丸"。"方二十二"原文为"抵当丸方"。"大黄（三两）　桃仁（二十五个，去皮尖）　虻虫（去翅足，熬） 水蛭（各二十个，熬）"原文为"水蛭二十个（熬） 虻虫二十个（去翅足熬） 桃仁二十五个（去皮尖） 大黄三两（酒洗）"。"捣筛，为四丸"原文为"捣分四丸"。

阳明病，发热汗出者，此为热越，不能发黄也；但头汗出，身无汗，剂颈而还，小便不利，渴引水浆者，以瘀热在里，身必发黄，宜下之，以茵陈蒿汤。方二十三。

茵陈蒿（六两） 栀子（十四个，擘） 大黄（二两，破）

上三味，以水一斗二升，先煮茵陈，减六升，内二味，煮取三升，去滓，分温三服，小便当利，尿如皂荚汁状，色正赤。一宿腹减，黄从小便去也。

邹鉴：见桂林古本《伤寒杂病论·辨阳明病脉证并治》。"以瘀热在里"原文为"此为瘀热在里"。"宜下之，以茵陈蒿汤"原文为"茵陈蒿汤主之"。"方二十三"原文为"茵陈蒿汤方"。"栀子（十四个，擘） 大黄（二两，破）"原文为"栀子十四枚（劈） 大黄二两（去皮）"。"一宿腹减"原文为"一宿病减"。

阳明证，其人喜忘者，必有蓄血。所以然者，本有久瘀血，故令喜忘。屎虽鞕，大便反易，其色必黑，宜抵当汤下之。二十四。（用前第二十方）

邹鉴：见桂林古本《伤寒杂病论·辨阳明病脉证并治》。"阳明证"原文为"阳明病"。两处"喜忘"原文为"善忘"。"二十四。（用前第二十方）"原文为"抵当汤方：水蛭三十个 虻虫三十个（去翅足） 大黄三两（酒洗） 桃仁二十个（去皮尖） 上四味，以水五升，煮取三升，去滓，温服一升，不下更服"。

汗（一作卧）出谵语者，以有燥屎在胃中，此为风也。须下者，过经乃可下之。下之若早者，语言必乱，以表虚里实故也。下之愈，宜大柴胡、大承气汤。二十五。（用前第一、第二方）

邹鉴：见桂林古本《伤寒杂病论·辨阳明病脉证并治》。"汗（一作卧）出谵语者"原文为"阳明病，汗出谵语者"。"此为风也"原文为"此为实也"。"须下者，过经乃可下之"原文为"须过经乃可下之"。"下之若早者"原文为"下之若早"。"下之愈，宜大柴胡、大承气汤"原文为"下之宜大大承气汤"。"二十五。（用前第一、第二方）"原文为"方见前"。

病人烦热，汗出则解，又如疟状，日晡所发热者，属阳明也。脉实者，可下之，宜大柴胡、大承气汤。二十六。（用前第一、第二方）

邹鉴：见桂林古本《伤寒杂病论·辨阳明病脉证并治》。"可下之，宜大柴胡、大承气汤。二十六。（用前第一、第二方）"原文为"宜下之；脉浮大者，宜发汗。下之与大承气汤；发汗宜桂枝汤。（方见前）"。

阳明病，谵语，有潮热，反不能食者，胃中有燥屎五六枚也；若能食者，但鞕耳，属大承气汤证。二十七。（用前第二方）

邹鉴：见桂林古本《伤寒杂病论·辨阳明病脉证并治》。"胃中有燥屎五六枚也"原文为"胃中必有燥屎五六枚也"。"但鞕耳，属大承气汤证"原文为"但鞕尔，宜大承气汤下之"。"二十七。（用前第二方）"原文为"方见前"。

下利谵语者，有燥屎也，属小承气汤。方二十八。

大黄（四两）　厚朴（二两，炙，去皮）　枳实（三枚，炙）

上三味，以水四升，煮取一升二合，去滓，分温再服。若更衣者，勿服之。

邹鉴：见桂林古本《伤寒杂病论·辨厥阴病脉证并治》。"方二十八"原文为"小承气汤方"。"大黄（四两）"原文为"大黄四两（酒洗）"。"厚朴（二两，炙，去皮）"原文为"厚朴二两（去皮尖）"。"上三味，以水四升，煮取一升二合，去滓，分温再服。若更衣者，勿服之"原文为"右三味，以水四升，先煮二味，取一升二合，去滓，纳大黄，再煮一二沸，去滓，分温二服，一服谵语止，若更衣者，停后服，不尔，尽服之"。

得病二三日，脉弱，无太阳柴胡证，烦躁，心下痞，至四五日，虽能食，以承气汤少少与微和之，令小安，至六日，与承气汤一升。若不大便六七日，小便少者，虽不大便，但初头鞕，后必溏，此未定成鞕也，攻之必溏，须小便利，屎定鞕，乃可攻之，宜大承气汤。二十九。（用前第二方。一云大柴胡汤）

邹鉴：见桂林古本《伤寒杂病论·辨阳明病脉证并治》。"心下痞"原文为"心下鞕"。"以承气汤少少与微和之"原文为"以小承气汤少少与微和之"。"与承气汤一升"原文为"与小承气汤一升"。"此未定成鞕也"原文为"未定成鞕"。"二十九。（用前第二方。一云大柴胡汤）"原文为"方见前"。

太阳病中风，下利呕逆，表解者，乃可攻之。其人漐漐汗出，发作有时，头痛，心下痞鞕满，引胁下痛，干呕则短气，汗出不恶寒者，此表解里未和也，属十枣汤。方三十。

芫花（熬赤）　甘遂　大戟（各等分）

上三味，各异捣筛秤已，合治之，以水一升半，煮大肥枣十枚，取八合，去枣，内药末，强人服重一钱匕，羸人半钱，温服之，平旦服。若下少，病不除者，明日更服，加半钱，得快下利后，糜粥自养。

邹鉴：见桂林古本《伤寒杂病论·辨太阳病脉证并治下》。"其人漐漐汗出"原文为"若其人漐漐汗出"。"心下痞鞕满"原文为"心下痞满"。"干呕则短气"原文为"干呕短气"。"属十枣汤"原文为"十枣汤主之"。"方三十"原文为"十枣汤方"。

"芫花（熬赤）　甘遂　大戟（各等分）"原文为"芫花（熬）　甘遂　大戟"。"各异捣筛秤已，合治之"原文为"各等分，别捣为散"。"煮大肥枣十枚"原文为"先煮大枣肥者十枚"。"内药末，强人服重一钱匕，羸人半钱"原文为"纳药末，强人服一钱匙，羸人服半钱"。

太阳病不解，热结膀胱，其人如狂，血自下，下者愈。其外未解者，尚未可攻，当先解其外；外解已，但少腹急结者，乃可攻之，宜桃核承气汤。方三十一。

桃仁（五十枚，去皮尖）　大黄（四两）　甘草（二两，炙）　芒消（二两）桂枝（二两，去皮）

上五味，以水七升，煮四物，取二升半，去滓，内芒消，更上火煎微沸，先食温服五合，日三服，当微利。

邹鉴：见桂林古本《伤寒杂病论·辨太阳病脉证并治中》。"其外未解者"原文为"其外不解者"。"当先解其外"原文为"当先解外"。"宜桃核承气汤"原文为"宜桃仁承气汤"。"方三十一"原文为"桃仁承气汤方"。"桃仁（五十枚，去皮尖）"原文为"桃仁五十个（去皮尖）"，"桂枝（二两，去皮）"原文为"桂枝二两"。

"取二升半，去滓，内芒消，更上火煎微沸"原文为"取二升，去滓，纳芒硝，更上火微沸，下火"。

伤寒七八日，身黄如橘子色，小便不利，腹微满者，属茵陈蒿汤证。三十二。（用前第二十三方）

邹鉴：见桂林古本《伤寒杂病论·辨阳明病脉证并治》。"属茵陈蒿汤证"原文为"茵陈蒿汤主之"。"三十二。（用前第二十三方）"原文为"方见前"。

伤寒发热，汗出不解，心中痞鞕，呕吐而下利者，属大柴胡汤证。三十

三。（用前第一方）

邹鉴：见桂林古本《伤寒杂病论·辨太阳病脉证并治下》。"呕吐而下利者"原文为"呕吐而不利者"。"属大柴胡汤证"原文为"大柴胡汤主之"。"三十三。（用前第一方）"原文为"方见前"。

伤寒十余日，热结在里，复往来寒热者，属大柴胡汤证。三十四。（用前第一方）

邹鉴：见桂林古本《伤寒杂病论·辨太阳病脉证并治下》。"属大柴胡汤证。三十四。（用前第一方）"原文为"与大柴胡汤"。

但结胸，无大热者，以水结在胸胁也，但头微汗出者，属大陷胸汤。方三十五。

大黄（六两） 芒消（一升） 甘遂末（一钱匕）

上三味，以水六升，先煮大黄，取二升，去滓，内芒消，更煮一二沸，内甘遂末，温服一升。

邹鉴：见桂林古本《伤寒杂病论·辨太阳病脉证并治下》。"以水结在胸胁也"原文为"此为水结在胸胁也"。"属大陷胸汤"原文为"大陷胸汤主之"。"方三十五"原文为"方见前"。

伤寒六七日，结胸热实，脉沉而紧，心下痛，按之石鞕者，属大陷胸汤证。三十六。（用前第三十五方）

邹鉴：见桂林古本《伤寒杂病论·辨太阳病脉证并治下》。"脉沉而紧"原文为"脉沉紧而实"。"属大陷胸汤证"原文为"大陷胸汤主之"。"三十六"原文为"方见前"。

阳明病，其人多汗，以津液外出，胃中燥，大便必鞕，鞕则谵语，属小承气汤证。三十七。（用前第二十八方）

邹鉴：见桂林古本《伤寒杂病论·辨阳明病脉证并治》。"属小承气汤证"原文为"小承气汤主之"。"三十七。（用前第二十八方）"原文为"方见前"。

阳明病，不吐不下，心烦者，属调胃承气汤。方三十八。

大黄（四两，酒洗） 甘草（二两，炙） 芒消（半升）

上三味，以水三升，煮取一升，去滓，内芒消，更上火微煮令沸，温顿服之。

邹鉴：见桂林古本《伤寒杂病论·辨阳明病脉证并治》。"属调胃承气汤"原文为"可与调胃承气汤"。"方三十八"原文为"调胃承气汤方"。

"芒消（半升）"原文为"芒硝半斤"。"煮取一升，去滓，内芒消，更上火微煮令沸"原文为"煮二物至一升，去滓，纳芒硝，更上微火一二沸"。

阳明病，脉迟，虽汗出，不恶寒者，其身必重，短气，腹满而喘，有潮热者，此外欲解，可攻里也。手足濈然汗出者，此大便已鞕也，大承气汤主之。若汗出多，微发热恶寒者，外未解也，桂枝汤主之。其热不潮，未可与承气汤；若腹大满不通者，与小承气汤，微和胃气，勿令至大泄下。三十九。（大承气汤用前第二方，小承气汤用前第二十八方）

桂枝汤方

桂枝（去皮）　芍药　生姜（切，各三两）　甘草（二两，炙）　大枣（十二枚，擘）

上五味，以水七升，煮取三升，去滓，温服一升。服汤后，饮热稀粥一升余，以助药力，取微似汗。

邹鉴：见桂林古本《伤寒杂病论·辨阳明病脉证并治》。"脉迟"原文为"脉实"。"不恶寒者"原文为"而不恶热者"。"若汗出多"原文为"若汗多"。"桂枝汤主之"原文无。"其热不潮"原文为"其热不潮者"。"与小承气汤"原文为"可与小承气汤"。"勿令至大泄下"原文为"勿令大泄下"。"三十九。（大承气汤用前第二方，小承气汤用前第二十八方）"原文无，原文后接大承气汤方及小承气汤方，及其组方和用法。

阳明病，潮热，大便微鞕者，可与大承气汤；不鞕者，不可与之。若不大便六七日，恐有燥屎，欲知之法，少与小承气汤，汤入腹中，转失气者，此有燥屎也，乃可攻之。若不转失气者，此但初头鞕，后必溏，不可攻之，攻之必胀满不能食也，欲饮水者，与水则哕。其后发热者，大便必复鞕而少也，宜以小承气汤和之。不转失气者，慎不可攻也。四十。（并用前方）

邹鉴：见桂林古本《伤寒杂病论·辨阳明病脉证并治》。"可与大承气汤"原文为"可以大承气汤"。"大便必复鞕而少也，宜以小承气汤和之"原文为"必大便复鞕而少也，以小承气汤和之"。"四十。（并用前方）"原文为"方见前"。

阳明病，谵语，发潮热，脉滑而疾者，小承气汤主之。因与承气汤一升，腹中转气者，更服一升；若不转气者，勿更与之。明日又不大便，脉反微涩者，里虚也，为难治，不可更与承气汤。四十一。（用前第二十八方）

邹鉴：见桂林古本《伤寒杂病论·辨阳明病脉证并治》，原文为两条。

"小承气汤主之"原文为"小承气汤主之。（方见前）"。"因与承气汤一升，腹中转气者，更服一升；若不转气者，勿更与之"原文为"阳明病，服承气汤后，不转失气"。"不可更与承气汤"原文为"不可更与承气汤也"。"四十一。（用前第二十八方）"原文无。

二阳并病，太阳证罢，但发潮热，手足漐漐汗出，大便难，而谵语者，下之则愈，宜大承气汤。四十二。（用前第二方）

邹鉴：见桂林古本《伤寒杂病论·辨阳明病脉证并治》。"四十二。（用前第二方）"原文为"方见前"。

病人小便不利，大便乍难乍易，时有微热，喘冒不能卧者，有燥屎也，属大承气汤证。四十三。（用前第二方）

邹鉴：见桂林古本《伤寒杂病论·辨阳明病脉证并治》。"属大承气汤证"原文为"宜大承气汤"。"四十三。（用前第二方）"原文为"方见前"。

大下后，六七日不大便，烦不解，腹满痛者，此有燥屎也。所以然者，本有宿食故也，属大承气汤证。四十四。（用前第二方）

邹鉴：见桂林古本《伤寒杂病论·辨阳明病脉证并治》。"属大承气汤证"原文为"宜大承气汤"。"四十四。（用前第二方）"原文为"方见前"。

卷第十

辨发汗吐下后病脉证并治第二十二

合四十八法，方三十九首

师曰：病人脉微而涩者，此为医所病也。大发其汗，又数大下之，其人亡血，病当恶寒，后乃发热，无休止时。夏月盛热，欲著复衣，冬月盛寒，欲裸其身。所以然者，阳微则恶寒，阴弱则发热，此医发其汗，使阳气微，又大下之，令阴气弱。五月之时，阳气在表，胃中虚冷，以阳气内微，不能胜冷，故欲著复衣；十一月之时，阳气在里，胃中烦热，以阴气内弱，不能胜热，故欲裸其身。又阴脉迟涩，故知亡血也。

邹鉴：见桂林古本《伤寒杂病论·平脉法第二》。

寸口脉浮大，而医反下之，此为大逆。浮则无血，大则为寒，寒气相抟，则为肠鸣。医乃不知，而反饮冷水，令汗大出，水得寒气，冷必相抟，其人则𩜓。

邹鉴：见桂林古本《伤寒杂病论·平脉法第二》。两处脉"大"原文为"紧"；两处"相抟"原文为"相搏"；"令汗大出"原文为"令汗不出"。

太阳病三日，已发汗，若吐，若下，若温针，仍不解者，此为坏病，桂枝不中与之也。观其脉证，知犯何逆，随证治之。

邹鉴：见桂林古本《伤寒杂病论·辨太阳病脉证并治上》。"桂枝不中与之也"原文为"桂枝汤不可与也"。

脉浮数者，法当汗出而愈。若下之，身重，心悸者，不可发汗，当自汗出乃解。所以然者，尺中脉微，此里虚，须表里实，津液和，便自汗出愈。

邹鉴：见桂林古本《伤寒杂病论·辨太阳病脉证并治中》。原文："脉浮紧者，法当汗出而解，若身重心悸者，不可发汗，须自汗出乃愈，所以然者，尺中脉微，此里虚也，须里实津液自和，便自汗出愈。"

凡病若发汗，若吐，若下，若亡血，无津液，阴阳脉自和者，必自愈。

邹鉴：见桂林古本《伤寒杂病论·辨太阳病脉证并治中》。"无津液，阴阳脉自和者"原文为"亡津液，阴阳自和者"。

大下之后，复发汗，小便不利者，亡津液故也，勿治之，得小便利，必自愈。

邹鉴：见桂林古本《伤寒杂病论·辨太阳病脉证并治中》。"大下之后，复发汗"原文为"大汗之后，复下之"。"得小便利，必自愈"原文为"久久小便必自利"。

下之后，复发汗，必振寒，脉微细。所以然者，以内外俱虚故也。

邹鉴：见桂林古本《伤寒杂病论·辨太阳病脉证并治中》。"下之后"原文为"大下之后"。"必振寒"原文为"其人必振寒"。

本发汗，而复下之，此为逆也；若先发汗，治不为逆。本先下之，而反汗之，为逆；若先下之，治不为逆。

邹鉴：见桂林古本《伤寒杂病论·辨太阳病脉证并治中》。"本发汗"原文为"伤寒，未发汗"。

太阳病，先下而不愈，因复发汗，以此表里俱虚，其人因致冒，冒家汗出自愈。所以然者，汗出表和故也。得表和，然后复下之。

邹鉴：见桂林古本《伤寒杂病论·辨太阳病脉证并治中》。"先下而不愈"原文为"先上而不愈"。"汗出表和故也。得表和，然后复下之"原文为"表和故也，里未和然后复下之"。

得病六七日，脉迟浮弱，恶风寒，手足温，医二三下之，不能食，而胁下满痛，面目及身黄，颈项强，小便难者，与柴胡汤，后必下重。本渴饮水而呕者，柴胡不中与也，食谷者哕。

邹鉴：见桂林古本《伤寒杂病论·辨太阳病脉证并治中》。"得病六七日"原文为"太阳病六七日"。"而胁下满痛"原文为"胁下满痛"。"本渴饮水而呕者"原文为"本渴而饮水而呕者"。

太阳病，二三日不能卧，但欲起，心下必结，脉微弱者，此本有寒分也。反下之，若利止，必作结胸，未止者，四日复下之，此作协热利也。

邹鉴：见桂林古本《伤寒杂病论·辨太阳病脉证并治下》。"四日复下之"原文无。

太阳病，下之，其脉促（一作纵），不结胸者，此为欲解也。脉浮者，必结胸；脉紧者，必咽痛；脉弦者，必两胁拘急；脉细数者，头痛未止；脉沉紧者，必欲呕；脉沉滑者，协热利；脉浮滑者，必下血。

邹鉴：见桂林古本《伤寒杂病论·辨太阳病脉证并治下》。"下之，其脉促（一作纵）"原文为"下之后，其脉促"。

太阳少阳并病，而反下之，成结胸，心下鞭，下利不止，水浆不下，其人心烦。

邹鉴：见桂林古本《伤寒杂病论·辨太阳病脉证并治下》。"心下鞭，下利不止"原文为"心下必鞭，若下利不止"。

脉浮而紧，而复下之，紧反入里，则作痞，按之自濡，但气痞耳。

邹鉴：见桂林古本《伤寒杂病论·辨太阳病脉证并治下》。

伤寒吐下发汗后，虚烦，脉甚微，八九日心下痞鞭，胁下痛，气上冲咽喉，眩冒，经脉动惕者，久而成痿。

邹鉴：见桂林古本《伤寒杂病论·辨太阳病脉证并治下》。"伤寒吐下发汗后"原文为"伤寒吐下后，发汗"。

阳明病，能食，下之不解者，其人不能食，若攻其热必哕。所以然者，胃中虚冷故也，以其人本虚，攻其热必哕。

邹鉴：见桂林古本《伤寒杂病论·辨阳明病脉证并治》。原文："阳明病，不能食，攻其热必哕，所以然者，其人本虚，胃中冷故也。"

阳明病，脉迟，食难用饱，饱则发烦，头眩，必小便难，此欲作谷疸。虽下之，腹满如故，所以然者，脉迟故也。

邹鉴：见桂林古本《伤寒杂病论·辨阳明病脉证并治》。"饱则发烦"原文为"饱则微烦"。

夫病，阳多者热，下之则鞭；汗多，极发其汗，亦鞭。

邹鉴：桂林古本《伤寒杂病论》不见。《脉经·卷七·病不可下证第六》云："夫病阳多者热，下之则坚。"

太阳病，寸缓关浮尺弱，其人发热，汗出，复恶寒，不呕，但心下痞者，此以医下之也。

邹鉴：见桂林古本《伤寒杂病论·辨阳明病脉证并治》。

太阴之为病，腹满而吐，食不下，自利益甚，时腹自痛，若下之，必胸下结鞭。

邹鉴：见桂林古本《伤寒杂病论·辨太阴病脉证并治》。

伤寒大吐大下之，极虚，复极汗者，其人外气怫郁，复与之水，以发其汗，因得哕。所以然者，胃中寒冷故也。

邹鉴：见桂林古本《伤寒杂病论·辨厥阴病脉证并治》。"其人外气怫郁"原文为"以其人外气怫郁"。

吐利发汗后，脉平，小烦者，以新虚，不胜谷气故也。

邹鉴：见桂林古本《伤寒杂病论·辨霍乱吐利病脉证并治》。"吐利发汗后"原文为"吐、利后，汗出"。

太阳病，医发汗，遂发热恶寒，因复下之，心下痞，表里俱虚，阴阳气并竭。无阳则阴独，复加烧针，因胸烦，面色青黄，肤瞤者，难治；今色微黄，手足温者，易愈。

邹鉴：见桂林古本《伤寒杂病论·辨太阳病脉证并治下》。

太阳病，得之八九日，如疟状，发热恶寒，热多寒少，其人不呕，清便欲自可，一日二三度发。脉微缓者，为欲愈也。脉微而恶寒者，此阴阳俱虚，不可更发汗更下更吐也。面色反有热色者，未欲解也，以其不能得小汗出，身必痒，属桂枝麻黄各半汤。方一。

桂枝（一两十六铢）　芍药（一两）　生姜（一两，切）　甘草（一两，炙）麻黄（一两，去节）　大枣（四枚，擘）　杏仁（二十四个，汤浸，去皮尖及两人者）

上七味，以水五升，先煮麻黄一二沸，去上沫，内诸药，煮取一升八合，去滓，温服六合。本云桂枝汤三合，麻黄汤三合，并为六合，顿服。

邹鉴：见桂林古本《伤寒杂病论·辨太阳病脉证并治上》。"不可更发汗更下更吐也"原文为"不可更发汗、更吐下也"。"属桂枝麻黄各半汤"原文为"宜桂枝麻黄各半汤"。"方一"原文为"桂枝麻黄各半汤方（麻黄汤见后卷）"。

"桂枝（一两十六铢）　芍药（一两）　生姜（一两，切）　甘草（一两，炙）麻黄（一两，去节）　大枣（四枚，擘）　杏仁（二十四个，汤浸，去皮尖及两人者）上七味，以水五升，先煮麻黄一二沸，去上沫，内诸药，煮取一升八合，去滓，温服六合。本云桂枝汤三合，麻黄汤三合，并为六合，顿服"原文为"即桂枝汤三合，麻黄汤三合，并为六合，顿服之，将息如桂枝汤法"。

服桂枝汤，或下之，仍头项强痛，翕翕发热，无汗，心下满微痛，小便不利者，属桂枝去桂加茯苓白术汤。方二。

芍药（三两）　甘草（二两，炙）　生姜（三两，切）　白术（三两）　茯苓（三两）　大枣（十二枚，擘）

上六味，以水八升，煮取三升，去滓，温服一升，小便利则愈。本云桂枝汤，今去桂枝加茯苓、白术。

邹鉴：见桂林古本《伤寒杂病论·辨太阳病脉证并治上》。"服桂枝汤"原文为"太阳病，服桂枝汤"。"属桂枝去桂加茯苓白术汤"原文为"桂枝去桂加茯苓白术汤主之"。

"方二"原文为"桂枝去桂加茯苓白术汤方"。"小便利则愈。本云桂枝汤，今去桂枝加茯苓、白术"原文为"日三服"。

太阳病，先发汗不解，而下之，脉浮者不愈。浮为在外，而反下之，故令不愈。今脉浮，故在外，当须解外则愈，宜桂枝汤。方三。

桂枝（三两，去皮）　芍药（三两）　生姜（三两，切）　甘草（二两，炙）大枣（十二枚，擘）

上五味，以水七升，煮取三升，去滓，温服一升，须臾啜热稀粥一升，以助药力，取汗。

邹鉴：见桂林古本《伤寒杂病论·辨太阳病脉证并治中》。"而下之"原文为"而复下之"。"故在外"原文为"故知在外"。"方三"原文为"方见上卷"。

下之后，复发汗，昼日烦躁不得眠，夜而安静，不呕，不渴，无表证，脉沉微，身无大热者，属干姜附子汤。方四。

干姜（一两）　附子（一枚，生用，去皮，破八片）

上二味，以水三升，煮取一升，去滓，顿服。

邹鉴：见桂林古本《伤寒杂病论·辨太阳病脉证并治中》。"脉沉微"原文为"脉沉而微"。"属干姜附子汤"原文为"干姜附子汤主之"。

"方四"原文为"干姜附子汤方"。"干姜（一两）　附子（一枚，生用，去皮，破八片）"原文为"干姜一两（炮）　附子一枚（破八片炮）"。

伤寒若吐若下后，心下逆满，气上冲胸，起则头眩，脉沉紧，发汗则动经，身为振振摇者，属茯苓桂枝白术甘草汤。方五。

茯苓（四两）　桂枝（三两，去皮）白术（二两）　甘草（二两，炙）

上四味，以水六升，煮取三升，去滓，分温三服。

邹鉴：见桂林古本《伤寒杂病论·辨太阳病脉证并治中》。"属茯苓桂枝白术甘草汤"原文为"茯苓桂枝白术甘草汤主之"。"方五"原文为"茯苓桂枝白术甘草汤方"。"桂枝（三两，去皮）"原文为"桂枝三两"。

发汗若下之后，病仍不解，烦躁者，属茯苓四逆汤。方六。

茯苓（四两）人参（一两）附子（一枚，生用，去皮，破八片）　甘草（二

两，炙）　干姜（一两半）

上五味，以水五升，煮取二升，去滓，温服七合，日三服。

邹鉴：见桂林古本《伤寒杂病论·辨太阳病脉证并治中》。"发汗若下之后"原文为"发汗若下之"。"属茯苓四逆汤"原文为"茯苓四逆汤主之"。"方六"原文为"茯苓四逆汤方"。"人参（一两）"原文为"人参二两"。"煮取二升"原文为"煮取三升"。

发汗吐下后，虚烦不得眠，若剧者，必反覆颠倒，心中懊憹，属栀子豉汤。若少气者，栀子甘草豉汤；若呕者，栀子生姜豉汤。七。

肥栀子（十四枚，擘）　香豉（四合，绵裹）

上二味，以水四升，先煮栀子，得二升半，内豉，煮取一升半，去滓，分为二服，温进一服。得吐者，止后服。

栀子甘草豉汤方

肥栀子（十四个，擘）　甘草（二两，炙）　香豉（四合，绵裹）

上三味，以水四升，先煮二味，取二升半，内豉，煮取一升半，去滓，分二服，温进一服。得吐者，止后服。

栀子生姜豉汤方

肥栀子（十四个，擘）　生姜（五两，切）　香豉（四合，绵裹）

上三味，以水四升，先煮二味，取二升半，内豉，煮取一升半，去滓，分二服，温进一服，得吐者，止后服。

邹鉴：见桂林古本《伤寒杂病论·辨太阳病脉证并治中》。"发汗吐下后"原文为"发汗后及吐下后"。"属栀子豉汤"原文为"栀子干姜汤主之"。"栀子甘草豉汤"原文为"栀子甘草豉汤主之"。"栀子生姜豉汤"原文为"栀子生姜豉汤主之"。

"七"原文为"栀子干姜汤方"。"肥栀子（十四枚，擘）　香豉（四合，绵裹）"原文为"栀子十四枚（劈）　干姜二两"。"以水四升，先煮栀子，得二升半，内豉"原文为"以水三升半"。

栀子甘草豉汤方："肥栀子（十四个，擘）　甘草（二两，炙）　香豉（四合，绵裹）"原文为"栀子十四枚（劈）　甘草二两（炙）　香豉四合（棉裹）"。"先煮二味"原文为"先煮栀子甘草"。

栀子生姜豉汤方："肥栀子（十四个，擘）　生姜（五两，切）　香豉

（四合，绵裹）"原文为"栀子十四枚（劈）　生姜五两　香豉四合（棉裹）"。"先煮二味"原文为"先煮栀子生姜"。

发汗若下之，而烦热，胸中窒者，属栀子豉汤证。八。（用前初方）

邹鉴：见桂林古本《伤寒杂病论·辨太阳病脉证并治中》。"属栀子豉汤证"原文为"栀子豉汤主之"。"八。（用前初方）"原文无。

太阳病，过经十余日，心下温温欲吐，而胸中痛，大便反溏，腹微满，郁郁微烦，先此时极吐下者，与调胃承气汤。若不尔者，不可与。但欲呕，胸中痛，微溏者，此非柴胡汤证，以呕，故知极吐下也，调胃承气汤。方九。

大黄（四两，酒洗）　甘草（二两，炙）　芒消（半升）

上三味，以水三升，煮取一升，去滓，内芒消，更上火令沸，顿服之。

邹鉴：见桂林古本《伤寒杂病论·辨太阳病脉证并治中》。"而胸中痛"原文为"胸中痛"。"先此时极吐下者"原文为"先其时，自极吐下者"。"不可与"原文为"不可与之"。"但欲呕"原文为"若但欲呕"。"调胃承气汤。方九"原文为"调胃承气汤方见上卷"。

太阳病，重发汗，而复下之，不大便五六日，舌上燥而渴，日晡所，小有潮热（一云，日晡所发，心胸大烦），从心下至少腹鞕满而痛，不可近者，属大陷胸汤。方十。

大黄（六两，去皮，酒洗）　芒消（一升）　甘遂末（一钱匕）

上三味，以水六升，煮大黄，取二升，去滓，内芒消，煮两沸，内甘遂末。温服一升，得快利，止后服。

邹鉴：见桂林古本《伤寒杂病论·辨太阳病脉证并治下》。"日晡所，小有潮热（一云，日晡所发，心胸大烦）"原文为"日晡所小有潮热"。"属大陷胸汤"原文为"大陷胸汤主之"。"方十"原文为"方见前"。

伤寒五六日，已发汗，而复下之，胸胁满，微结，小便不利，渴而不呕，但头汗出，往来寒热，心烦者，此为未解也，属柴胡桂枝干姜汤。方十一。

柴胡（半斤）　桂枝（三两，去皮）　干姜（二两）　栝楼根（四两）　黄芩（三两）　甘草（二两，炙）　牡蛎（二两，熬）

上七味，以水一斗二升，煮取六升，去滓，再煎取三升，温服一升，日三服。初服微烦，后汗出便愈。

邹鉴：见桂林古本《伤寒杂病论·辨太阳病脉证并治下》。"属柴胡桂枝干姜汤"原文为"柴胡桂枝干姜汤主之"。"方十一"原文为"柴胡桂枝干姜汤方"。"桂枝（三两，去皮）"原文为"桂枝三两"。"后汗出便愈"原文为"复服，汗出便愈"。

伤寒发汗，若吐若下，解后，心下痞鞕，噫气不除者，属旋覆代赭汤。方十二。

旋覆花（三两）　人参（二两）　生姜（五两）　代赭（一两）　甘草（三两，炙）　半夏（半升，洗）　大枣（十二枚，擘）

上七味，以水一斗，煮取六升，去滓，再煎取三升，温服一升，日三服。

邹鉴：见桂林古本《伤寒杂病论·辨太阳病脉证并治下》。"属旋覆代赭汤"原文为"旋覆代赭汤主之"。"方十二"原文为"旋覆代赭汤方"。"代赭（一两）"原文为"代赭石一两"。"大枣（十二枚，擘）"原文为"大枣十二枚（劈）"。

伤寒大下之，复发汗，心下痞，恶寒者，表未解也，不可攻痞。当先解表，表解乃攻痞。解表宜桂枝汤，用前方；攻痞宜大黄黄连泻心汤。方十三。

大黄（二两，酒洗）　黄连（一两）

上二味，以麻沸汤二升渍之，须臾绞去滓，分温再服。（有黄芩，见第四卷中）

邹鉴：见桂林古本《伤寒杂病论·辨太阳病脉证并治下》。"伤寒大下之"原文为"伤寒，大下后"。"表解乃攻痞"原文为"后攻其痞"。"用前方"原文无。"攻痞宜大黄黄连泻心汤"原文为"攻痞宜大黄黄连黄芩泻心汤"。"方十三"原文为"方见前"。

伤寒若吐下后，七八日不解，热结在里，表里俱热，时时恶风，大渴，舌上干燥而烦，欲饮水数升者，属白虎加人参汤。方十四。

知母（六两）　石膏（一斤，碎）　甘草（二两，炙）　粳米（六合）　人参（三两）

上五味，以水一斗，煮米熟，汤成去滓，温服一升，日三服。

邹鉴：见桂林古本《伤寒杂病论·辨太阳病脉证并治下》。"属白虎加人参汤"原文为"白虎加人参汤主之"。"方十四"原文为"白虎加人参汤方"。"人参（三两）"原文为"人参二两"。

伤寒若吐若下后，不解，不大便五六日，上至十余日，日晡所发潮热，不恶寒，独语如见鬼状。若剧者，发则不识人，循衣摸床，惕而不安（一云，顺衣妄撮，怵惕不安），微喘直视，脉弦者生，涩者死。微者，但发热，谵语者，属大承气汤。方十五。

大黄（四两，去皮，酒洗）　厚朴（半斤，炙）　枳实（五枚，炙）　芒消（三合）

上四味，以水一斗，先煮二味，取五升，内大黄，煮取二升，去滓，内芒消，更煮令一沸。分温再服，得利者，止后服。

邹鉴：见桂林古本《伤寒杂病论·辨阳明病脉证并治》。"惕而不安（一云，顺衣妄撮，怵惕不安）"原文为"惕而不安"。"属大承气汤"原文为"大承气汤主之"。"方十五"原文为"方见前"。

三阳合病，腹满身重，难以转侧，口不仁，面垢。（又作枯，一云向经）谵语遗尿，发汗则谵语，下之则额上生汗，若手足逆冷，自汗出者，属白虎汤。方十六。

知母（六两）　石膏（一斤，碎）　甘草（二两，炙）　粳米（六合）

上四味，以水一斗，煮米熟，汤成去滓，温服一升，日三服。

邹鉴：见桂林古本《伤寒杂病论·辨阳明病脉证并治》。"面垢。（又作枯，一云向经）"原文为"面垢"。"谵语遗尿，发汗则谵语，下之则额上生汗，若手足逆冷，自汗出者，属白虎汤"原文为"若发汗则谵语，遗尿，下之，则手足逆冷，额上出汗；若自汗者，宜白虎汤"。"方十"原文为"白虎汤方"。"石膏（一斤，碎）"原文为"石膏一斤碎（棉裹）"。

阳明病，脉浮而紧，咽燥口苦，腹满而喘，发热汗出，不恶寒，反恶热，身重。若发汗则躁，心愦愦而反谵语；若加温针，必怵惕烦躁不得眠；若下之，则胃中空虚，客气动膈，心中懊憹，舌上胎者，属栀子豉汤证。十七。（用前第七方）

邹鉴：见桂林古本《伤寒杂病论·辨阳明病脉证并治》。"脉浮而紧"原文为"脉浮而大"。"舌上胎者"原文为"舌上苔者"。"属栀子豉汤证"原文为"栀子豉汤主之"。"十七。（用前第七方）"原文为"栀子豉汤方"。

阳明病，下之，心中懊憹而烦，胃中有燥屎者，可攻。腹微满，初头鞕，后必溏，不可攻之。若有燥屎者，宜大承气汤。第十八。（用前第十五方）

邹鉴：见桂林古本《伤寒杂病论·辨阳明病脉证并治》。"初头鞕，后必溏"原文为"大便初鞕后溏者"。"第十八。（用前第十五方）"原文为"方见前"。

太阳病，若吐若下若发汗后，微烦，小便数，大便因鞭者，与小承气汤和之愈。方十九。

大黄（四两，酒洗）　厚朴（二两，炙）　枳实（三枚，炙）

上三味，以水四升，煮取一升二合，去滓，分温二服。

邹鉴：见桂林古本《伤寒杂病论·辨阳明病脉证并治》。"方十九"原文为"方见前"。

大汗，若大下而厥冷者，属四逆汤。方二十。

甘草（二两，炙）　干姜（一两半）　附子（一枚，生用，去皮，破八片）

上三味，以水三升，煮取一升二合，去滓，分温再服，强人可大附子一枚，干姜四两。

邹鉴：见桂林古本《伤寒杂病论·辨厥阴病脉证并治》。原文："大汗，若大下利而厥逆冷者，四逆汤主之。（方见前）"

太阳病，下之后，其气上冲者，可与桂枝汤。若不上冲者，不得与之。二十一。（用前第三方）

邹鉴：见桂林古本《伤寒杂病论·辨太阳病脉证并治上》。"可与桂枝汤"原文为"可与桂枝汤，方用前法"。"不得与之"原文为"不可与之"。"二十一。（用前第三方）"原文无，为王叔和所加。

太阳病，下之后，脉促胸满者，属桂枝去芍药汤。方二十二。（促，一作纵）

桂枝（三两，去皮）　甘草（二两，炙）　生姜（三两）　大枣（十二枚，擘）

上四味，以水七升，煮取三升，去滓，温服一升。本云桂枝汤，今去芍药。

邹鉴：见桂林古本《伤寒杂病论·辨太阳病脉证并治上》。"属桂枝去芍药汤"原文为"桂枝去芍药汤主之"。"方二十二"原文为"桂枝去芍药汤方（即桂枝汤原方去芍药）"。"温服一升。本云桂枝汤，今去芍药"原文为"温服一升，日三服。将息如桂枝汤法"。

若微寒者，属桂枝去芍药加附子汤。方二十三。

桂枝（三两，去皮）　甘草（二两，炙）　生姜（三两，切）　大枣（十二枚，擘）　附子（一枚，炮）

上五味，以水七升，煮取三升，去滓，温服一升，本云桂枝汤，今去芍药加附子。

邹鉴：见桂林古本《伤寒杂病论·辨太阳病脉证并治上》。原文："太阳病，下之后，其人恶寒者，桂枝去芍药加附子汤主之。桂枝去芍药加附子汤方：桂枝三两　甘草二两（炙）　生姜三两（切）　大枣十二枚（劈）附子一枚（炮去皮破八片）　上五味，以水七升，煮取三升，去滓，温服一升，日三服，将息如桂枝汤法。"

太阳病桂枝证，医反下之，利遂不止，脉促者，表未解也；喘而汗出者，属葛根黄芩黄连汤。方二十四。（促，一作纵）

葛根（半斤）　甘草（二两，炙）　黄芩（三两）　黄连（三两）

上四味，以水八升，先煮葛根，减二升，内诸药，煮取二升，去滓，温分再服。

邹鉴：见桂林古本《伤寒杂病论·辨太阳病脉证并治中》。"表未解也"原文为"热未解也"。"属葛根黄芩黄连汤"原文为"葛根黄芩黄连汤主之"。"方二十四"原文为"葛根黄芩黄连汤方"。"促，一作纵"为后世所加。"内诸药，煮取二升，去滓，温分再服"原文为"去上沫，纳诸药，煮取二升，去滓，分温再服"。

太阳病，下之微喘者，表未解故也，属桂枝加厚朴杏子汤。方二十五。

桂枝（三两，去皮）　芍药（三两）　生姜（三两，切）　甘草（二两，炙）厚朴（二两，炙，去皮）　大枣（十二枚，擘）　杏仁（五十个，去皮尖）

上七味，以水七升，煮取三升，去滓，温服一升。

邹鉴：见桂林古本《伤寒杂病论·辨太阳病脉证并治中》。"属桂枝加厚朴杏子汤"原文为"桂枝加厚朴杏子汤主之"。"方二十五"原文为"桂枝加厚朴杏子汤方"。"桂枝（三两，去皮）"原文为"桂枝三两"。"大枣（十二枚，擘）"原文为"大枣十二枚（劈）"。"煮取三升，去滓，温服一升"原文为"微火煮取三升，去滓，温服一升，覆取微似汗"。

伤寒，不大便六七日，头痛有热者，与承气汤。其小便清者（一云，大便青），知不在里，仍在表也，当须发汗。若头痛者，必衄，宜桂枝汤。二十六。（用前第三方）

邹鉴：见桂林古本《伤寒杂病论·辨太阳病脉证并治中》。"其小便清者（一云，大便青）"原文为"其小便清者"。"若头痛者，必衄"原文无。"二十六。（用前第三方）"原文为"方见上卷"。

伤寒五六日，大下之后，身热不去，心中结痛者，未欲解也，属栀子豉汤证。二十七。（用前第七方）

邹鉴：见桂林古本《伤寒杂病论·辨太阳病脉证并治中》。"属栀子豉汤证"原文为"栀子豉汤主之"。"二十七。（用前第七方）"原文无。

伤寒下后，心烦腹满，卧起不安者，属栀子厚朴汤。方二十八。

栀子（十四枚，擘）　厚朴（四两，炙）　枳实（四个，水浸，炙令赤）

上三味，以水三升半，煮取一升半，去滓，分二服，温进一服，得吐者，止后服。

邹鉴：见桂林古本《伤寒杂病论·辨太阳病脉证并治中》。"属栀子厚朴汤"原文为"栀子厚朴枳实汤主之"。"方二十八"原文为"栀子厚朴枳实汤方"。"栀子（十四枚，擘）　厚朴（四两，炙）"原文为"栀子十四枚（劈）　厚朴四两（炙去皮）"。

伤寒，医以丸药大下之，身热不去，微烦者，属栀子干姜汤。方二十九。

栀子（十四个，擘）　干姜（二两）

上二味，以水三升半，煮取一升半，去滓，分二服。一服得吐者，止后服。

邹鉴：见桂林古本《伤寒杂病论·辨太阳病脉证并治中》。"属栀子干姜汤"原文为"栀子干姜汤主之"。"方二十九"原文为"方见上"。

凡用栀子汤，病人旧微溏者，不可与服之。

邹鉴：见桂林古本《伤寒杂病论·辨太阳病脉证并治中》。"病人旧微溏者，不可与服之"原文为"若病人大便旧微溏者，不可与之"。

伤寒，医下之，续得下利，清谷不止，身疼痛者，急当救里；后身疼痛，清便自调者，急当救表。救里宜四逆汤，救表宜桂枝汤。三十。（并用前方）

邹鉴：见桂林古本《伤寒杂病论·辨太阳病脉证并治中》。"三十。（并用前方）"原文为"方见上卷"。

太阳病，过经十余日，反二三下之，后四五日，柴胡证仍在者，先与小柴胡。呕不止，心下急（一云，呕止小安），郁郁微烦者，为未解也，可与大柴胡汤，下之则愈。方三十一。

柴胡（半斤）　黄芩（三两）芍药（三两）　半夏（半升，洗）　生姜（五两）　枳实（四枚，炙）　大枣（十二枚，擘）

上七味，以水一斗二升，煮取六升，去滓，再煎取三升，温服一升，日三服。一方加大黄二两，若不加，恐不为大柴胡汤。

邹鉴：见桂林古本《伤寒杂病论·辨太阳病脉证并治中》。"心下急

（一云，呕止小安）"原文为"心下急"。"可与大柴胡汤"原文为"与大柴胡汤"。"方三十一"原文为"大柴胡汤方"。"生姜（五两）"原文为"生姜五两（切）"。"大枣（十二枚，擘）"原文为"大枣十二枚（劈）"。原文有"大黄二两"，王叔和遗漏。

"上七味"原文为："右八七味"。"再煎取三升，温服一升"原文为"再煎，温服二升"。"一方加大黄二两，若不加，恐不为大柴胡汤"为后世所加。

伤寒十三日不解，胸胁满而呕，日晡所发潮热，已而微利。此本柴胡，下之不得利，今反利者，知医以丸药下之，此非其治也。潮热者，实也，先服小柴胡汤以解外，后以柴胡加芒消汤主之。方三十二。

柴胡（二两十六铢） 黄芩（一两） 人参（一两） 甘草（一两，炙） 生姜（一两） 半夏（二十铢，旧云，五枚，洗） 大枣（四枚，擘） 芒消（二两）

上八味，以水四升，煮取二升，去滓，内芒消，更煮微沸，温分再服，不解更作。

邹鉴：见桂林古本《伤寒杂病论·辨太阳病脉证并治中》。"此本柴胡，下之不得利"原文为"此本柴胡症，下之以不得利"。"此非其治也"原文为"非其治也"。"先服小柴胡汤以解外"原文为"宜先服小柴胡汤以解外"。

"方三十二"原文为"柴胡加芒硝汤方"。"生姜（一两）"原文为"生姜一两（切） 芒硝二两"。"半夏（二十铢，旧云，五枚，洗）"原文为"半夏二十铢"。"大枣（四枚，擘）"原文为"大枣四枚"。

伤寒十三日，过经谵语者，以有热也，当以汤下之。若小便利者，大便当鞕，而反下利，脉调和者，知医以丸药下之，非其治也。若自下利者，脉当微厥，今反和者，此为内实也，属调胃承气汤证。三十三。（用前第九方）

邹鉴：见桂林古本《伤寒杂病论·辨太阳病脉证并治中》。"脉调和者"原文无。"属调胃承气汤证"原文为"调胃承气汤主之"。"三十三。（用前第九方）"原文为"方见上卷"。

伤寒八九日，下之胸满烦惊，小便不利，谵语，一身尽重，不可转侧者，属柴胡加龙骨牡蛎汤。方三十四。

柴胡（四两） 龙骨（一两半） 黄芩（一两半） 生姜（一两半，切） 铅丹（一两半） 人参（一两半） 桂枝（一两半，去皮）茯苓（一两半） 半夏（二合半，洗） 大黄（二两） 牡蛎（一两半，熬） 大枣（六枚，擘）

上十二味，以水八升，煮取四升，内大黄，切如棋子，更煮一两沸，去滓，温服一升，本云柴胡汤，今加龙骨等。

邹鉴：见桂林古本《伤寒杂病论·辨太阳病脉证并治中》。"不可转侧者，属柴胡加龙骨牡蛎汤"原文为"不可转侧，柴胡加龙骨牡蛎汤主之"。

"方三十四"原文为"柴胡加龙骨牡蛎汤方"。"生姜（一两半，切）"原文为"生姜一两半"。"桂枝（一两半，去皮）"原文为"桂枝一两半"。"半夏（二合半，洗）"原文为"半夏二合半"。"牡蛎（一两半，熬）　大枣（六枚，擘）"原文为"牡蛎一两半　大枣六枚（劈）"。"温服一升"原文为"温服一升，日三服，夜一服"。"本云柴胡汤，今加龙骨等"原文无。

火逆下之，因烧针烦躁者，属桂枝甘草龙骨牡蛎汤。方三十五。

桂枝（一两，去皮）　甘草（二两，炙）　龙骨（二两）　牡蛎（二两，熬）

上四味，以水五升，煮取二升半，去滓，温服八合，日三服。

邹鉴：见桂林古本《伤寒杂病论·辨太阳病脉证并治中》。"属桂枝甘草龙骨牡蛎汤"原文为"桂枝甘草龙骨牡蛎汤主之"。"桂枝（一两，去皮）"原文为"桂枝一两"。"煮取二升半，去滓，温服八合，日三服"原文为"煮取三升，去滓，温服一升，日三服。甚者加人参三两"。

太阳病，脉浮而动数，浮则为风，数则为热，动则为痛，数则为虚。头痛发热，微盗汗出，而反恶寒者，表未解也。医反下之，动数变迟，膈内拒痛（一云，头痛即眩），胃中空虚，客气动膈，短气躁烦，心中懊憹，阳气内陷，心下因鞕，则为结胸，属大陷胸汤证。若不结胸，但头汗出，余处无汗，剂颈而还，小便不利，身必发黄。三十六。（用前第十方）

邹鉴：见桂林古本《伤寒杂病论·辨太阳病脉证并治下》。"数则为虚"原文无。"膈内拒痛（一云，头痛即眩）"原文为"膈内拒痛"。"属大陷胸汤证"原文为"大陷胸汤主之"。"三十六。（用前第十方）"原文为"五苓散主之"。

伤寒五六日，呕而发热者，柴胡汤证具，而以他药下之，柴胡证仍在者，复与柴胡汤。此虽已下之，不为逆，必蒸蒸而振，却发热汗出而解。若心下满而鞕痛者，此为结胸也，大陷胸汤主之，用前方。但满而不痛者，此为痞，柴胡不中与之，属半夏泻心汤。方三十七。

半夏（半升，洗）　黄芩（三两）　干姜（三两）　人参（三两）　甘草（三两，炙）　黄连（一两）　大枣（十二枚，擘）

上七味，以水一斗，煮取六升，去滓，再煎，取三升，温服一升，日三服。

邹鉴：见桂林古本《伤寒杂病论·辨太阳病脉证并治下》。"用前方"原文无。"属半夏泻心汤"原文为"宜半夏泻心汤"。"方三十七"原文为"半夏泻心汤方"。"大枣（十二枚，擘）"原文为"大枣十二枚（劈）"。

本以下之，故心下痞，与泻心汤。痞不解，其人渴而口燥烦，小便不利者，属五苓散。方三十八。（一方云，忍之一日乃愈）

猪苓（十八铢，去黑皮）　白术（十八铢）　茯苓（十八铢）　泽泻（一两六铢）　桂心（半两，去皮）

上五味，为散，白饮和服方寸匕，日三服。多饮暖水，汗出愈。

邹鉴：见桂林古本《伤寒杂病论·辨太阳病脉证并治下》。"属五苓散"原文为"五苓散主之"。"方三十八。（一方云，忍之一日乃愈）"原文为"方见前"。

伤寒中风，医反下之，其人下利日数十行，谷不化，腹中雷鸣，心下痞鞭而满，干呕，心烦不得安。医见心下痞，谓病不尽，复下之，其痞益甚。此非结热，但以胃中虚，客气上逆，故使鞭也。属甘草泻心汤。方三十九。

甘草（四两，炙）　黄芩（三两）　干姜（三两）　半夏（半升，洗）　大枣（十二枚，擘）　黄连（一两）

上六味，以水一斗，煮取六升，去滓，再煎，取三升，温服一升，日三服。（有人参，见第四卷中）

邹鉴：见桂林古本《伤寒杂病论·辨太阳病脉证并治下》。"属甘草泻心汤"原文为"甘草泻心汤主之"。"方三十九"原文为"甘草泻心汤方"。"半夏（半升，洗）"原文为"半夏半升"。"大枣（十二枚，擘）"原文为"大枣十二枚（劈）"。原文有"人参三两"，王叔和遗漏。

伤寒服汤药，下利不止，心下痞鞭，服泻心汤已，复以他药下之，利不止，医以理中与之，利益甚。理中，理中焦，此利在下焦，属赤石脂禹余粮汤。复不止者，当利其小便。方四十。

赤石脂（一斤，碎）　太一禹余粮（一斤，碎）

上二味，以水六升，煮取二升，去滓，分温三服。

邹鉴：见桂林古本《伤寒杂病论·辨太阳病脉证并治下》。"下利不止"原文为"下之，利不止"。"服泻心汤已"原文为"服泻心汤不已"。"利不止"原文为"利益甚"。"医以理中与之，利益甚"原文为"医以理中与之，利仍不止"。"理中，理中焦，此利在下焦"原文为"理中者，理中焦，此利在下焦故也"。"属赤石脂禹余粮汤"原文为"赤石脂禹余粮汤主之"。
"太一禹余粮"原文为"太乙禹余粮"。"煮取二升"原文为"煮取三升"。

太阳病，外证未除，而数下之，遂协热而利，利下不止，心下痞鞕，表里不解者，属桂枝人参汤。方四十一。

桂枝（四两，别切，去皮）　甘草（四两，炙）　白术（三两）　人参（三两）
干姜（三两）

上五味，以水九升，先煮四味，取五升，内桂，更煮取三升，去滓，温服一升，日再，夜一服。

邹鉴：见桂林古本《伤寒杂病论·辨太阳病脉证并治下》。"属桂枝人参汤"原文为"桂枝人参汤主之"。"方四十一"原文为"桂枝人参汤方"。"桂枝（四两，别切，去皮）"原文为"桂枝四两"。"内桂"原文为"纳桂枝"。"日再"原文为"日再服"。

下后，不可更行桂枝汤，汗出而喘，无大热者，属麻黄杏子甘草石膏汤。方四十二。

麻黄（四两，去节）　杏仁（五十个，去皮尖）　甘草（二两，炙）　石膏（半斤，碎）

上四味，以水七升，先煮麻黄，减二升，去上沫，内诸药，煮取三升，去滓，温服一升，本云黄耳杯。

邹鉴：见桂林古本《伤寒杂病论·辨太阳病脉证并治中》。"下后"原文为"发汗若下后"。"属麻黄杏子甘草石膏汤"原文为"可与麻黄杏子甘草石膏汤"。"方四十二"原文为"麻黄杏子甘草石膏汤方"。"石膏（半斤，碎）"原文为"石膏半斤碎（棉裹）"。"内诸药，煮取三升，去滓，温服一升，本云黄耳杯"原文为"纳诸药，煮取二升，去滓，温服一升，日再服"。

阳明病，下之，其外有热，手足温，不结胸，心中懊憹，饥不能食，但头汗出者，属栀子豉汤证。四十三。（用前第七初方）

邹鉴：见桂林古本《伤寒杂病论·辨阳明病脉证并治》。"属栀子豉汤证"原文为"栀子豉汤主之"。"四十三。（用前第七初方）"原文为"方见前"。

伤寒吐后，腹胀满者，属调胃承气汤证。四十四。（用前第九方）

邹鉴：见桂林古本《伤寒杂病论·辨阳明病脉证并治》。"属调胃承气汤证。四十四。（用前第九方）"原文为"与调胃承气汤证。（方见前）"

病人无表里证，发热七八日，脉虽浮数者，可下之。假令已下，脉数不解，今热则消谷，喜饥，至六七日，不大便者，有瘀血，属抵当汤。方四十五。

大黄（三两，酒洗）　桃仁（二十枚，去皮尖）　水蛭（三十枚，熬）虻虫（去翅足，三十枚，熬）

上四味，以水五升，煮取三升，去滓，温服一升，不下更服。

邹鉴：见桂林古本《伤寒杂病论·辨阳明病脉证并治》。"脉虽浮数者"原文为"虽脉浮数者"。"今热则消谷，喜饥"原文为"合热则消谷善饥"。"有瘀血，属抵当汤"原文为"有瘀血也，宜抵当汤"。"方四十五"原文为"若脉数不解，而下利不止，必协热便脓血也。（方见前）"

本太阳病，医反下之，因尔腹满，时痛者，属太阴也，属桂枝加芍药汤。方四十六。

桂枝（三两，去皮）　芍药（六两）　甘草（二两，炙）　大枣（十二枚，擘）生姜（三两，切）

上五味，以水七升，煮取三升，去滓，分温三服。本云桂枝汤，今加芍药。

邹鉴：见桂林古本《伤寒杂病论·辨太阴病脉证并治》。"属桂枝加芍药汤"原文为"桂枝加芍药汤主之"。"方四十六"原文为"桂枝加芍药汤"。"桂枝（三两，去皮）"原文为"桂枝三两"。"大枣（十二枚，擘）"原文为"大枣十二枚（劈）"。"本云桂枝汤，今加芍药"为后世所加。

伤寒六七日，大下，寸脉沉而迟，手足厥逆，下部脉不至，喉咽不利，唾脓血，泄利不止者，为难治，属麻黄升麻汤。方四十七。

麻黄（二两半，去节）　升麻（一两六铢）　当归（一两六铢）　知母（十八铢）　黄芩（十八铢）　萎蕤（十八铢，一作菖蒲）　芍药（六铢）　天门冬（六铢，去心）　桂枝（六铢，去皮）　茯苓（六铢）　甘草（六铢，炙）　石膏（六铢，碎，绵裹）　白术（六铢）　干姜（六铢）

上十四味，以水一斗，先煮麻黄一两沸，去上沫，内诸药，煮取三升，去滓，分温三服，相去如炊三斗米顷，令尽，汗出愈。

邹鉴：见桂林古本《伤寒杂病论·辨厥阴病脉证并治》。"大下"原文为"大下后"。"属麻黄升麻汤"原文为"人参附子汤主之；不差，复以人参干姜汤与之"，王叔和混淆了仲景用方。

"方四十七"原文为"人参附子汤方：人参二两　附子一枚　干姜二枚

（炮） 半夏半升 阿胶二两 柏叶三两 上六味，以水六升，煮取二升，去滓，纳胶烊消，温服一升，日再服。人参干姜汤方：人参二两 附子一枚 干姜三两 桂枝二两（去皮） 甘草二两（炙）。上五味，以水二升，煮取一升，去滓，温顿服之"。

伤寒本自寒下，医复吐下之，寒格更逆吐下，若食入口即吐，属干姜黄芩黄连人参汤。方四十八。

干姜 黄芩 黄连 人参（各三两）

上四味，以水六升，煮取二升，去滓，分温再服。

邹鉴：见桂林古本《伤寒杂病论·辨厥阴病脉证并治》。原文："伤寒，本自寒下，医复吐、下之，寒格，更逆吐、下，麻黄升麻汤主之；若食入口即吐，干姜黄芩黄连人参汤主之。"

麻黄升麻汤方：麻黄二两半（去节） 升麻一两 知母一两 黄芩一两半 桂枝二两 白术一两 甘草一两（炙）

上七味，以水一斗，先煮麻黄去上沫，纳诸药，煮取三升，去滓，温服一升，日三服。

可以看出，仲景"麻黄升麻汤"与王叔和明显不同。